# Smerte Loggbok

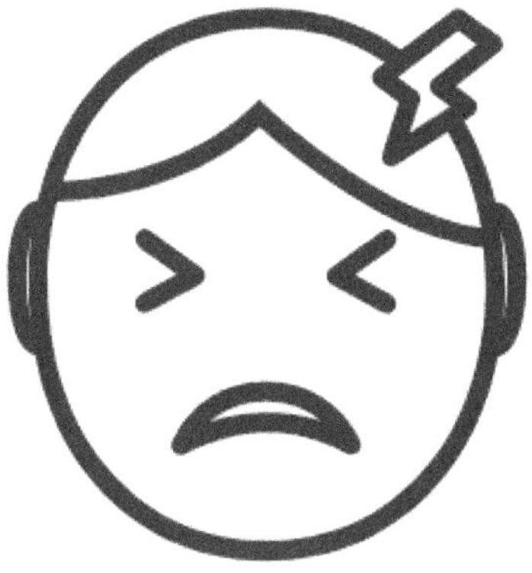

## Denne boken tilhører:

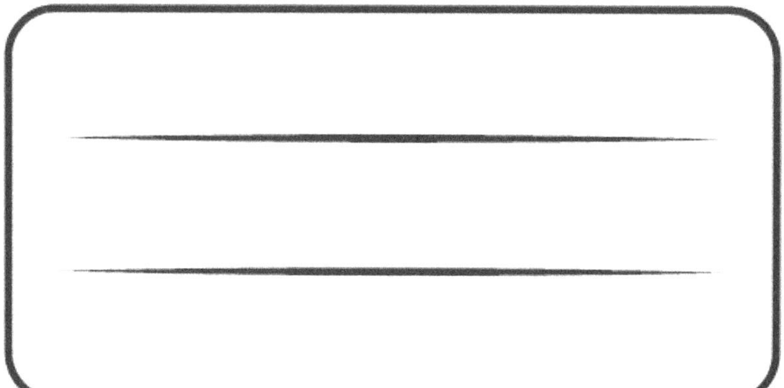

Premium loggbok for å holde oversikt over dato, energi, aktivitet, søvn, smertenivå/område, måltider og mange andre nyttige ting.

# Smerte Loggbok

| Dato :- | | Man | Tir | Ons | Tor | Fre | Lør | Sø|

## Smerteområde

| Start | Slutt |
|---|---|
| | |

| Varighet |
|---|
| |

| Kroppssted | |
|---|---|
| Foran | Bak |
| Venstre | Høyre |

### Alvorlighetsgrad

| 1 | 2 | 3 | 4 | 5 | 6 | 7 | 8 | 9 | 10 |

| Start | Slutt |
|---|---|
| | |

| Varighet |
|---|
| |

| Kroppssted | |
|---|---|
| Foran | Bak |
| Venstre | Høyre |

### Alvorlighetsgrad

| 1 | 2 | 3 | 4 | 5 | 6 | 7 | 8 | 9 | 10 |

| Start | Slutt |
|---|---|
| | |

| Varighet |
|---|
| |

| Kroppssted | |
|---|---|
| Foran | Bak |
| Venstre | Høyre |

### Alvorlighetsgrad

| 1 | 2 | 3 | 4 | 5 | 6 | 7 | 8 | 9 | 10 |

## Energi

☆ ☆ ☆ ☆ ☆

## Aktivitet

☆ ☆ ☆ ☆ ☆

## Søvn

☆ ☆ ☆ ☆ ☆

| Andre symptomer | Utløsere | Hjelpetiltak |
|---|---|---|
| | | |
| | | |
| | | |
| | | |

## Kommentarer

# Smerte Loggbok

**Dato :-**

| Man | Tir | Ons | Tor | Fre | Lør | Søn |
| --- | --- | --- | --- | --- | --- | --- |
|  |  |  |  |  |  |  |

## Smerteområde

| Start | Slutt |
| --- | --- |
|  |  |

| Varighet |
| --- |
|  |

| Kroppssted |
| --- |
|  |

| Foran | Bak |
| --- | --- |
| **Venstre** | **Høyre** |

| Alvorlighetsgrad | | | | | | | | | |
| --- | --- | --- | --- | --- | --- | --- | --- | --- | --- |
| 1 | 2 | 3 | 4 | 5 | 6 | 7 | 8 | 9 | 10 |

| Start | Slutt |
| --- | --- |
|  |  |

| Varighet |
| --- |
|  |

| Kroppssted |
| --- |
|  |

| Foran | Bak |
| --- | --- |
| **Venstre** | **Høyre** |

| Alvorlighetsgrad | | | | | | | | | |
| --- | --- | --- | --- | --- | --- | --- | --- | --- | --- |
| 1 | 2 | 3 | 4 | 5 | 6 | 7 | 8 | 9 | 10 |

| Start | Slutt |
| --- | --- |
|  |  |

| Varighet |
| --- |
|  |

| Kroppssted |
| --- |
|  |

| Foran | Bak |
| --- | --- |
| **Venstre** | **Høyre** |

| Alvorlighetsgrad | | | | | | | | | |
| --- | --- | --- | --- | --- | --- | --- | --- | --- | --- |
| 1 | 2 | 3 | 4 | 5 | 6 | 7 | 8 | 9 | 10 |

## Energi

☆ ☆ ☆ ☆ ☆

## Aktivitet

☆ ☆ ☆ ☆ ☆

## Søvn

☆ ☆ ☆ ☆ ☆

| Andre symptomer | Utløsere | Hjelpetiltak |
| --- | --- | --- |
|  |  |  |
|  |  |  |
|  |  |  |
|  |  |  |

| Kommentarer |
| --- |
|  |
|  |
|  |

# Smerte Loggbok

| Dato :- | | Man | Tir | Ons | Tor | Fre | Lør | Søn |
|---|---|---|---|---|---|---|---|---|

## Smerteområde

| Start | Slutt |
|---|---|
| | |

| Varighet |
|---|
| |

| Kroppssted | |
|---|---|
| Foran | Bak |
| Venstre | Høyre |

**Alvorlighetsgrad**

| 1 | 2 | 3 | 4 | 5 | 6 | 7 | 8 | 9 | 10 |
|---|---|---|---|---|---|---|---|---|---|

| Start | Slutt |
|---|---|
| | |

| Varighet |
|---|
| |

| Kroppssted | |
|---|---|
| Foran | Bak |
| Venstre | Høyre |

**Alvorlighetsgrad**

| 1 | 2 | 3 | 4 | 5 | 6 | 7 | 8 | 9 | 10 |
|---|---|---|---|---|---|---|---|---|---|

| Start | Slutt |
|---|---|
| | |

| Varighet |
|---|
| |

| Kroppssted | |
|---|---|
| Foran | Bak |
| Venstre | Høyre |

**Alvorlighetsgrad**

| 1 | 2 | 3 | 4 | 5 | 6 | 7 | 8 | 9 | 10 |
|---|---|---|---|---|---|---|---|---|---|

## Energi

☆ ☆ ☆ ☆ ☆

## Aktivitet

☆ ☆ ☆ ☆ ☆

## Søvn

☆ ☆ ☆ ☆ ☆

| Andre symptomer | Utløsere | Hjelpetiltak |
|---|---|---|
| | | |
| | | |
| | | |
| | | |

| Kommentarer |
|---|
| |
| |

# Smerte Loggbok

| Dato :- | | Man | Tir | Ons | Tor | Fre | Lør | Søn |
|---|---|---|---|---|---|---|---|---|

## Smerteområde

| Start | Slutt |
|---|---|
| | |

| Varighet |
|---|
| |

| Kroppssted |
|---|
| |

| Foran | Bak |
|---|---|
| **Venstre** | **Høyre** |

### Alvorlighetsgrad

| 1 | 2 | 3 | 4 | 5 | 6 | 7 | 8 | 9 | 10 |
|---|---|---|---|---|---|---|---|---|---|

| Start | Slutt |
|---|---|
| | |

| Varighet |
|---|
| |

| Kroppssted |
|---|
| |

| Foran | Bak |
|---|---|
| **Venstre** | **Høyre** |

### Alvorlighetsgrad

| 1 | 2 | 3 | 4 | 5 | 6 | 7 | 8 | 9 | 10 |
|---|---|---|---|---|---|---|---|---|---|

| Start | Slutt |
|---|---|
| | |

| Varighet |
|---|
| |

| Kroppssted |
|---|
| |

| Foran | Bak |
|---|---|
| **Venstre** | **Høyre** |

### Alvorlighetsgrad

| 1 | 2 | 3 | 4 | 5 | 6 | 7 | 8 | 9 | 10 |
|---|---|---|---|---|---|---|---|---|---|

## Energi

☆ ☆ ☆ ☆ ☆

## Aktivitet

☆ ☆ ☆ ☆ ☆

## Søvn

☆ ☆ ☆ ☆ ☆

| Andre symptomer | Utløsere | Hjelpetiltak |
|---|---|---|
| | | |
| | | |
| | | |
| | | |

## Kommentarer

| |
|---|
| |
| |
| |

# Smerte Loggbok

| Dato :- | | Man | Tir | Ons | Tor | Fre | Lør | Søn |
|---|---|---|---|---|---|---|---|---|
| | | | | | | | | |

## Smerteområde

| Start | Slutt |
|---|---|
| | |

| Varighet |
|---|
| |

| Kroppssted | |
|---|---|
| Foran | Bak |
| Venstre | Høyre |

**Alvorlighetsgrad**

| 1 | 2 | 3 | 4 | 5 | 6 | 7 | 8 | 9 | 10 |
|---|---|---|---|---|---|---|---|---|---|

| Start | Slutt |
|---|---|
| | |

| Varighet |
|---|
| |

| Kroppssted | |
|---|---|
| Foran | Bak |
| Venstre | Høyre |

**Alvorlighetsgrad**

| 1 | 2 | 3 | 4 | 5 | 6 | 7 | 8 | 9 | 10 |
|---|---|---|---|---|---|---|---|---|---|

| Start | Slutt |
|---|---|
| | |

| Varighet |
|---|
| |

| Kroppssted | |
|---|---|
| Foran | Bak |
| Venstre | Høyre |

**Alvorlighetsgrad**

| 1 | 2 | 3 | 4 | 5 | 6 | 7 | 8 | 9 | 10 |
|---|---|---|---|---|---|---|---|---|---|

## Energi

☆ ☆ ☆ ☆ ☆

## Aktivitet

☆ ☆ ☆ ☆ ☆

## Søvn

☆ ☆ ☆ ☆ ☆

| Andre symptomer | Utløsere | Hjelpetiltak |
|---|---|---|
| | | |
| | | |
| | | |
| | | |

| Kommentarer |
|---|
| |
| |

# Smerte Loggbok

| Dato :- | | Man | Tir | Ons | Tor | Fre | Lør | Søn |
|---|---|---|---|---|---|---|---|---|

## Smerteområde

| Start | Slutt | | Kroppssted | |
|---|---|---|---|---|
| | | | | |
| Varighet | | | Foran | Bak |
| | | | Venstre | Høyre |

### Alvorlighetsgrad

| 1 | 2 | 3 | 4 | 5 | 6 | 7 | 8 | 9 | 10 |
|---|---|---|---|---|---|---|---|---|---|

| Start | Slutt | | Kroppssted | |
|---|---|---|---|---|
| | | | | |
| Varighet | | | Foran | Bak |
| | | | Venstre | Høyre |

### Alvorlighetsgrad

| 1 | 2 | 3 | 4 | 5 | 6 | 7 | 8 | 9 | 10 |
|---|---|---|---|---|---|---|---|---|---|

| Start | Slutt | | Kroppssted | |
|---|---|---|---|---|
| | | | | |
| Varighet | | | Foran | Bak |
| | | | Venstre | Høyre |

### Alvorlighetsgrad

| 1 | 2 | 3 | 4 | 5 | 6 | 7 | 8 | 9 | 10 |
|---|---|---|---|---|---|---|---|---|---|

## Energi

☆ ☆ ☆ ☆ ☆

## Aktivitet

☆ ☆ ☆ ☆ ☆

## Søvn

☆ ☆ ☆ ☆ ☆

| Andre symptomer | Utløsere | Hjelpetiltak |
|---|---|---|
| | | |
| | | |
| | | |
| | | |

## Kommentarer

# Smerte Loggbok

| Dato :- | | Man | Tir | Ons | Tor | Fre | Lør | Sø |
|---|---|---|---|---|---|---|---|---|

## Smerteområde

| Start | Slutt | Kroppssted | |
|---|---|---|---|
| | | | |
| Varighet | | Foran | Bak |
| | | Venstre | Høyre |

| Alvorlighetsgrad | | | | | | | | | |
|---|---|---|---|---|---|---|---|---|---|
| 1 | 2 | 3 | 4 | 5 | 6 | 7 | 8 | 9 | 10 |

| Start | Slutt | Kroppssted | |
|---|---|---|---|
| | | | |
| Varighet | | Foran | Bak |
| | | Venstre | Høyre |

| Alvorlighetsgrad | | | | | | | | | |
|---|---|---|---|---|---|---|---|---|---|
| 1 | 2 | 3 | 4 | 5 | 6 | 7 | 8 | 9 | 10 |

| Start | Slutt | Kroppssted | |
|---|---|---|---|
| | | | |
| Varighet | | Foran | Bak |
| | | Venstre | Høyre |

| Alvorlighetsgrad | | | | | | | | | |
|---|---|---|---|---|---|---|---|---|---|
| 1 | 2 | 3 | 4 | 5 | 6 | 7 | 8 | 9 | 10 |

### Energi
☆ ☆ ☆ ☆ ☆

### Aktivitet
☆ ☆ ☆ ☆ ☆

### Søvn
☆ ☆ ☆ ☆ ☆

| Andre symptomer | Utløsere | Hjelpetiltak |
|---|---|---|
| | | |
| | | |
| | | |
| | | |

## Kommentarer

# Smerte Loggbok

| Dato :- | | Man | Tir | Ons | Tor | Fre | Lør | Søn |
|---|---|---|---|---|---|---|---|---|

## Smerteområde

| Start | Slutt | Kroppssted | |
|---|---|---|---|
| | | | |
| Varighet | | Foran | Bak |
| | | Venstre | Høyre |

| Alvorlighetsgrad | | | | | | | | | |
|---|---|---|---|---|---|---|---|---|---|
| 1 | 2 | 3 | 4 | 5 | 6 | 7 | 8 | 9 | 10 |

| Start | Slutt | Kroppssted | |
|---|---|---|---|
| | | | |
| Varighet | | Foran | Bak |
| | | Venstre | Høyre |

| Alvorlighetsgrad | | | | | | | | | |
|---|---|---|---|---|---|---|---|---|---|
| 1 | 2 | 3 | 4 | 5 | 6 | 7 | 8 | 9 | 10 |

| Start | Slutt | Kroppssted | |
|---|---|---|---|
| | | | |
| Varighet | | Foran | Bak |
| | | Venstre | Høyre |

| Alvorlighetsgrad | | | | | | | | | |
|---|---|---|---|---|---|---|---|---|---|
| 1 | 2 | 3 | 4 | 5 | 6 | 7 | 8 | 9 | 10 |

### Energi
☆ ☆ ☆ ☆ ☆

### Aktivitet
☆ ☆ ☆ ☆ ☆

### Søvn
☆ ☆ ☆ ☆ ☆

| Andre symptomer | Utløsere | Hjelpetiltak |
|---|---|---|
| | | |
| | | |
| | | |
| | | |

### Kommentarer

# Smerte Loggbok

| Dato :- | | Man | Tir | Ons | Tor | Fre | Lør | Søn |
|---|---|---|---|---|---|---|---|---|
| | | | | | | | | |

## Smerteområde

| Start | Slutt | Kroppssted | |
|---|---|---|---|
| | | | |
| Varighet | | Foran | Bak |
| | | Venstre | Høyre |

**Alvorlighetsgrad**

| 1 | 2 | 3 | 4 | 5 | 6 | 7 | 8 | 9 | 10 |
|---|---|---|---|---|---|---|---|---|---|
| | | | | | | | | | |

| Start | Slutt | Kroppssted | |
|---|---|---|---|
| | | | |
| Varighet | | Foran | Bak |
| | | Venstre | Høyre |

**Alvorlighetsgrad**

| 1 | 2 | 3 | 4 | 5 | 6 | 7 | 8 | 9 | 10 |
|---|---|---|---|---|---|---|---|---|---|
| | | | | | | | | | |

| Start | Slutt | Kroppssted | |
|---|---|---|---|
| | | | |
| Varighet | | Foran | Bak |
| | | Venstre | Høyre |

**Alvorlighetsgrad**

| 1 | 2 | 3 | 4 | 5 | 6 | 7 | 8 | 9 | 10 |
|---|---|---|---|---|---|---|---|---|---|
| | | | | | | | | | |

### Energi
☆ ☆ ☆ ☆ ☆

### Aktivitet
☆ ☆ ☆ ☆ ☆

### Søvn
☆ ☆ ☆ ☆ ☆

| Andre symptomer | Utløsere | Hjelpetiltak |
|---|---|---|
| | | |
| | | |
| | | |
| | | |

**Kommentarer**

# Smerte Loggbok

| Dato :- | | Man | Tir | Ons | Tor | Fre | Lør | Søn |
|---|---|---|---|---|---|---|---|---|

## Smerteområde

| Start | Slutt |
|---|---|
| | |

| Varighet |
|---|
| |

| Kroppssted |
|---|
| |

| Foran | Bak |
|---|---|
| Venstre | Høyre |

### Alvorlighetsgrad

| 1 | 2 | 3 | 4 | 5 | 6 | 7 | 8 | 9 | 10 |
|---|---|---|---|---|---|---|---|---|---|

| Start | Slutt |
|---|---|
| | |

| Varighet |
|---|
| |

| Kroppssted |
|---|
| |

| Foran | Bak |
|---|---|
| Venstre | Høyre |

### Alvorlighetsgrad

| 1 | 2 | 3 | 4 | 5 | 6 | 7 | 8 | 9 | 10 |
|---|---|---|---|---|---|---|---|---|---|

| Start | Slutt |
|---|---|
| | |

| Varighet |
|---|
| |

| Kroppssted |
|---|
| |

| Foran | Bak |
|---|---|
| Venstre | Høyre |

### Alvorlighetsgrad

| 1 | 2 | 3 | 4 | 5 | 6 | 7 | 8 | 9 | 10 |
|---|---|---|---|---|---|---|---|---|---|

## Energi

☆ ☆ ☆ ☆ ☆

## Aktivitet

☆ ☆ ☆ ☆ ☆

## Søvn

☆ ☆ ☆ ☆ ☆

| Andre symptomer | Utløsere | Hjelpetiltak |
|---|---|---|
| | | |
| | | |
| | | |
| | | |

## Kommentarer

# Smerte Loggbok

| Dato :- | | Man | Tir | Ons | Tor | Fre | Lør | Søn |
|---|---|---|---|---|---|---|---|---|

## Smerteområde

| Start | Slutt |
|---|---|
| | |
| Varighet | |
| | |

| Kroppssted | |
|---|---|
| Foran | Bak |
| Venstre | Høyre |

### Alvorlighetsgrad

| 1 | 2 | 3 | 4 | 5 | 6 | 7 | 8 | 9 | 10 |
|---|---|---|---|---|---|---|---|---|---|

| Start | Slutt |
|---|---|
| | |
| Varighet | |
| | |

| Kroppssted | |
|---|---|
| Foran | Bak |
| Venstre | Høyre |

### Alvorlighetsgrad

| 1 | 2 | 3 | 4 | 5 | 6 | 7 | 8 | 9 | 10 |
|---|---|---|---|---|---|---|---|---|---|

| Start | Slutt |
|---|---|
| | |
| Varighet | |
| | |

| Kroppssted | |
|---|---|
| Foran | Bak |
| Venstre | Høyre |

### Alvorlighetsgrad

| 1 | 2 | 3 | 4 | 5 | 6 | 7 | 8 | 9 | 10 |
|---|---|---|---|---|---|---|---|---|---|

### Energi

☆ ☆ ☆ ☆ ☆

### Aktivitet

☆ ☆ ☆ ☆ ☆

### Søvn

☆ ☆ ☆ ☆ ☆

| Andre symptomer | Utløsere | Hjelpetiltak |
|---|---|---|
| | | |
| | | |
| | | |
| | | |

## Kommentarer

# Smerte Loggbok

| Dato :- | | Man | Tir | Ons | Tor | Fre | Lør | Søn |
|---|---|---|---|---|---|---|---|---|

## Smerteområde

| Start | Slutt |
|---|---|
| | |
| Varighet | |
| | |

| Kroppssted | |
|---|---|
| | |
| Foran | Bak |
| Venstre | Høyre |

| Alvorlighetsgrad | | | | | | | | | |
|---|---|---|---|---|---|---|---|---|---|
| 1 | 2 | 3 | 4 | 5 | 6 | 7 | 8 | 9 | 10 |

| Start | Slutt |
|---|---|
| | |
| Varighet | |
| | |

| Kroppssted | |
|---|---|
| | |
| Foran | Bak |
| Venstre | Høyre |

| Alvorlighetsgrad | | | | | | | | | |
|---|---|---|---|---|---|---|---|---|---|
| 1 | 2 | 3 | 4 | 5 | 6 | 7 | 8 | 9 | 10 |

| Start | Slutt |
|---|---|
| | |
| Varighet | |
| | |

| Kroppssted | |
|---|---|
| | |
| Foran | Bak |
| Venstre | Høyre |

| Alvorlighetsgrad | | | | | | | | | |
|---|---|---|---|---|---|---|---|---|---|
| 1 | 2 | 3 | 4 | 5 | 6 | 7 | 8 | 9 | 10 |

### Energi
☆ ☆ ☆ ☆ ☆

### Aktivitet
☆ ☆ ☆ ☆ ☆

### Søvn
☆ ☆ ☆ ☆ ☆

| Andre symptomer | Utløsere | Hjelpetiltak |
|---|---|---|
| | | |
| | | |
| | | |
| | | |

## Kommentarer

# Smerte Loggbok

| Dato :- | | Man | Tir | Ons | Tor | Fre | Lør | Sø|
|---|---|---|---|---|---|---|---|---|

## Smerteområde

| Start | Slutt | Kroppssted | |
|---|---|---|---|
| | | | |
| Varighet | | Foran | Bak |
| | | Venstre | Høyre |

**Alvorlighetsgrad**

| 1 | 2 | 3 | 4 | 5 | 6 | 7 | 8 | 9 | 10 |
|---|---|---|---|---|---|---|---|---|---|

| Start | Slutt | Kroppssted | |
|---|---|---|---|
| | | | |
| Varighet | | Foran | Bak |
| | | Venstre | Høyre |

**Alvorlighetsgrad**

| 1 | 2 | 3 | 4 | 5 | 6 | 7 | 8 | 9 | 10 |
|---|---|---|---|---|---|---|---|---|---|

| Start | Slutt | Kroppssted | |
|---|---|---|---|
| | | | |
| Varighet | | Foran | Bak |
| | | Venstre | Høyre |

**Alvorlighetsgrad**

| 1 | 2 | 3 | 4 | 5 | 6 | 7 | 8 | 9 | 10 |
|---|---|---|---|---|---|---|---|---|---|

### Energi
☆ ☆ ☆ ☆ ☆

### Aktivitet
☆ ☆ ☆ ☆ ☆

### Søvn
☆ ☆ ☆ ☆ ☆

| Andre symptomer | Utløsere | Hjelpetiltak |
|---|---|---|
| | | |
| | | |
| | | |
| | | |

**Kommentarer**

# Smerte Loggbok

| Dato :- | | Man | Tir | Ons | Tor | Fre | Lør | Søn |
|---|---|---|---|---|---|---|---|---|

## Smerteområde

| Start | Slutt |
|---|---|
| | |

| Varighet |
|---|
| |

| Kroppssted |
|---|
| |

| Foran | Bak |
|---|---|
| Venstre | Høyre |

### Alvorlighetsgrad

| 1 | 2 | 3 | 4 | 5 | 6 | 7 | 8 | 9 | 10 |
|---|---|---|---|---|---|---|---|---|---|

| Start | Slutt |
|---|---|
| | |

| Varighet |
|---|
| |

| Kroppssted |
|---|
| |

| Foran | Bak |
|---|---|
| Venstre | Høyre |

### Alvorlighetsgrad

| 1 | 2 | 3 | 4 | 5 | 6 | 7 | 8 | 9 | 10 |
|---|---|---|---|---|---|---|---|---|---|

| Start | Slutt |
|---|---|
| | |

| Varighet |
|---|
| |

| Kroppssted |
|---|
| |

| Foran | Bak |
|---|---|
| Venstre | Høyre |

### Alvorlighetsgrad

| 1 | 2 | 3 | 4 | 5 | 6 | 7 | 8 | 9 | 10 |
|---|---|---|---|---|---|---|---|---|---|

## Energi

☆ ☆ ☆ ☆ ☆

## Aktivitet

☆ ☆ ☆ ☆ ☆

## Søvn

☆ ☆ ☆ ☆ ☆

| Andre symptomer | Utløsere | Hjelpetiltak |
|---|---|---|
| | | |
| | | |
| | | |
| | | |

## Kommentarer

# Smerte Loggbok

| Dato :- | | Man | Tir | Ons | Tor | Fre | Lør | Søn |
|---|---|---|---|---|---|---|---|---|

## Smerteområde

| Start | Slutt | Kroppssted | |
|---|---|---|---|
| | | | |
| Varighet | | Foran | Bak |
| | | Venstre | Høyre |

### Alvorlighetsgrad

| 1 | 2 | 3 | 4 | 5 | 6 | 7 | 8 | 9 | 10 |
|---|---|---|---|---|---|---|---|---|---|

| Start | Slutt | Kroppssted | |
|---|---|---|---|
| | | | |
| Varighet | | Foran | Bak |
| | | Venstre | Høyre |

### Alvorlighetsgrad

| 1 | 2 | 3 | 4 | 5 | 6 | 7 | 8 | 9 | 10 |
|---|---|---|---|---|---|---|---|---|---|

| Start | Slutt | Kroppssted | |
|---|---|---|---|
| | | | |
| Varighet | | Foran | Bak |
| | | Venstre | Høyre |

### Alvorlighetsgrad

| 1 | 2 | 3 | 4 | 5 | 6 | 7 | 8 | 9 | 10 |
|---|---|---|---|---|---|---|---|---|---|

## Energi

☆ ☆ ☆ ☆ ☆

## Aktivitet

☆ ☆ ☆ ☆ ☆

## Søvn

☆ ☆ ☆ ☆ ☆

| Andre symptomer | Utløsere | Hjelpetiltak |
|---|---|---|
| | | |
| | | |
| | | |
| | | |

## Kommentarer

# Smerte Loggbok

| Dato :- | | Man | Tir | Ons | Tor | Fre | Lør | Søn |
|---|---|---|---|---|---|---|---|---|

## Smerteområde

| Start | Slutt |
|---|---|
| | |

| Varighet |
|---|
| |

| Kroppssted |
|---|
| |

| Foran | Bak |
|---|---|
| Venstre | Høyre |

### Alvorlighetsgrad

| 1 | 2 | 3 | 4 | 5 | 6 | 7 | 8 | 9 | 10 |
|---|---|---|---|---|---|---|---|---|---|

| Start | Slutt |
|---|---|
| | |

| Varighet |
|---|
| |

| Kroppssted |
|---|
| |

| Foran | Bak |
|---|---|
| Venstre | Høyre |

### Alvorlighetsgrad

| 1 | 2 | 3 | 4 | 5 | 6 | 7 | 8 | 9 | 10 |
|---|---|---|---|---|---|---|---|---|---|

| Start | Slutt |
|---|---|
| | |

| Varighet |
|---|
| |

| Kroppssted |
|---|
| |

| Foran | Bak |
|---|---|
| Venstre | Høyre |

### Alvorlighetsgrad

| 1 | 2 | 3 | 4 | 5 | 6 | 7 | 8 | 9 | 10 |
|---|---|---|---|---|---|---|---|---|---|

## Energi

☆ ☆ ☆ ☆ ☆

## Aktivitet

☆ ☆ ☆ ☆ ☆

## Søvn

☆ ☆ ☆ ☆ ☆

| Andre symptomer | Utløsere | Hjelpetiltak |
|---|---|---|
| | | |
| | | |
| | | |
| | | |

## Kommentarer

| |
|---|
| |
| |

# Smerte Loggbok

| Dato :- | | | Man | Tir | Ons | Tor | Fre | Lør | Søn |
|---|---|---|---|---|---|---|---|---|---|

## Smerteområde

| Start | Slutt |
|---|---|
| | |
| Varighet | |
| | |

| Kroppssted | |
|---|---|
| Foran | Bak |
| Venstre | Høyre |

### Alvorlighetsgrad

| 1 | 2 | 3 | 4 | 5 | 6 | 7 | 8 | 9 | 10 |
|---|---|---|---|---|---|---|---|---|---|

| Start | Slutt |
|---|---|
| | |
| Varighet | |
| | |

| Kroppssted | |
|---|---|
| Foran | Bak |
| Venstre | Høyre |

### Alvorlighetsgrad

| 1 | 2 | 3 | 4 | 5 | 6 | 7 | 8 | 9 | 10 |
|---|---|---|---|---|---|---|---|---|---|

| Start | Slutt |
|---|---|
| | |
| Varighet | |
| | |

| Kroppssted | |
|---|---|
| Foran | Bak |
| Venstre | Høyre |

### Alvorlighetsgrad

| 1 | 2 | 3 | 4 | 5 | 6 | 7 | 8 | 9 | 10 |
|---|---|---|---|---|---|---|---|---|---|

## Energi

☆ ☆ ☆ ☆ ☆

## Aktivitet

☆ ☆ ☆ ☆ ☆

## Søvn

☆ ☆ ☆ ☆ ☆

| Andre symptomer | Utløsere | Hjelpetiltak |
|---|---|---|
| | | |
| | | |
| | | |
| | | |

## Kommentarer

# Smerte Loggbok

| Dato :- | | Man | Tir | Ons | Tor | Fre | Lør | Søn |
|---|---|---|---|---|---|---|---|---|

## Smerteområde

| Start | Slutt |
|---|---|
| | |

| Varighet | |
|---|---|
| | |

| Kroppssted | |
|---|---|
| Foran | Bak |
| Venstre | Høyre |

| Alvorlighetsgrad | | | | | | | | | |
|---|---|---|---|---|---|---|---|---|---|
| 1 | 2 | 3 | 4 | 5 | 6 | 7 | 8 | 9 | 10 |

| Start | Slutt |
|---|---|
| | |

| Varighet | |
|---|---|
| | |

| Kroppssted | |
|---|---|
| Foran | Bak |
| Venstre | Høyre |

| Alvorlighetsgrad | | | | | | | | | |
|---|---|---|---|---|---|---|---|---|---|
| 1 | 2 | 3 | 4 | 5 | 6 | 7 | 8 | 9 | 10 |

| Start | Slutt |
|---|---|
| | |

| Varighet | |
|---|---|
| | |

| Kroppssted | |
|---|---|
| Foran | Bak |
| Venstre | Høyre |

| Alvorlighetsgrad | | | | | | | | | |
|---|---|---|---|---|---|---|---|---|---|
| 1 | 2 | 3 | 4 | 5 | 6 | 7 | 8 | 9 | 10 |

## Energi
☆ ☆ ☆ ☆ ☆

## Aktivitet
☆ ☆ ☆ ☆ ☆

## Søvn
☆ ☆ ☆ ☆ ☆

| Andre symptomer | Utløsere | Hjelpetiltak |
|---|---|---|
| | | |
| | | |
| | | |
| | | |

## Kommentarer

# Smerte Loggbok

| Dato :- | | Man | Tir | Ons | Tor | Fre | Lør | Sø |

## Smerteområde

| Start | Slutt | Kroppssted | |
|---|---|---|---|
| | | Foran | Bak |
| Varighet | | Venstre | Høyre |

**Alvorlighetsgrad**

| 1 | 2 | 3 | 4 | 5 | 6 | 7 | 8 | 9 | 10 |

| Start | Slutt | Kroppssted | |
|---|---|---|---|
| | | Foran | Bak |
| Varighet | | Venstre | Høyre |

**Alvorlighetsgrad**

| 1 | 2 | 3 | 4 | 5 | 6 | 7 | 8 | 9 | 10 |

| Start | Slutt | Kroppssted | |
|---|---|---|---|
| | | Foran | Bak |
| Varighet | | Venstre | Høyre |

**Alvorlighetsgrad**

| 1 | 2 | 3 | 4 | 5 | 6 | 7 | 8 | 9 | 10 |

## Energi

☆ ☆ ☆ ☆ ☆

## Aktivitet

☆ ☆ ☆ ☆ ☆

## Søvn

☆ ☆ ☆ ☆ ☆

| Andre symptomer | Utløsere | Hjelpetiltak |
|---|---|---|
| | | |
| | | |
| | | |
| | | |

## Kommentarer

# Smerte Loggbok

| Dato :- | Man | Tir | Ons | Tor | Fre | Lør | Søn |
|---|---|---|---|---|---|---|---|

## Smerteområde

| Start | Slutt |
|---|---|
| | |

| Varighet |
|---|
| |

| Kroppssted | |
|---|---|
| | |
| Foran | Bak |
| Venstre | Høyre |

### Alvorlighetsgrad

| 1 | 2 | 3 | 4 | 5 | 6 | 7 | 8 | 9 | 10 |
|---|---|---|---|---|---|---|---|---|---|

| Start | Slutt |
|---|---|
| | |

| Varighet |
|---|
| |

| Kroppssted | |
|---|---|
| | |
| Foran | Bak |
| Venstre | Høyre |

### Alvorlighetsgrad

| 1 | 2 | 3 | 4 | 5 | 6 | 7 | 8 | 9 | 10 |
|---|---|---|---|---|---|---|---|---|---|

| Start | Slutt |
|---|---|
| | |

| Varighet |
|---|
| |

| Kroppssted | |
|---|---|
| | |
| Foran | Bak |
| Venstre | Høyre |

### Alvorlighetsgrad

| 1 | 2 | 3 | 4 | 5 | 6 | 7 | 8 | 9 | 10 |
|---|---|---|---|---|---|---|---|---|---|

## Energi

☆ ☆ ☆ ☆ ☆

## Aktivitet

☆ ☆ ☆ ☆ ☆

## Søvn

☆ ☆ ☆ ☆ ☆

| Andre symptomer | Utløsere | Hjelpetiltak |
|---|---|---|
| | | |
| | | |
| | | |
| | | |

## Kommentarer

# Smerte Loggbok

| Dato :- | | Man | Tir | Ons | Tor | Fre | Lør | Søn |
|---|---|---|---|---|---|---|---|---|
| | | | | | | | | |

## Smerteområde

| Start | Slutt | Kroppssted | |
|---|---|---|---|
| | | | |
| Varighet | | Foran | Bak |
| | | Venstre | Høyre |

### Alvorlighetsgrad

| 1 | 2 | 3 | 4 | 5 | 6 | 7 | 8 | 9 | 10 |
|---|---|---|---|---|---|---|---|---|---|

| Start | Slutt | Kroppssted | |
|---|---|---|---|
| | | | |
| Varighet | | Foran | Bak |
| | | Venstre | Høyre |

### Alvorlighetsgrad

| 1 | 2 | 3 | 4 | 5 | 6 | 7 | 8 | 9 | 10 |
|---|---|---|---|---|---|---|---|---|---|

| Start | Slutt | Kroppssted | |
|---|---|---|---|
| | | | |
| Varighet | | Foran | Bak |
| | | Venstre | Høyre |

### Alvorlighetsgrad

| 1 | 2 | 3 | 4 | 5 | 6 | 7 | 8 | 9 | 10 |
|---|---|---|---|---|---|---|---|---|---|

## Energi
☆ ☆ ☆ ☆ ☆

## Aktivitet
☆ ☆ ☆ ☆ ☆

## Søvn
☆ ☆ ☆ ☆ ☆

| Andre symptomer | Utløsere | Hjelpetiltak |
|---|---|---|
| | | |
| | | |
| | | |
| | | |

## Kommentarer

| |
|---|
| |
| |

# Smerte Loggbok

| Dato :- | | Man | Tir | Ons | Tor | Fre | Lør | Søn |
|---|---|---|---|---|---|---|---|---|

## Smerteområde

| Start | Slutt |
|---|---|
| | |

| Varighet |
|---|
| |

| Kroppssted |
|---|
| |

| Foran | Bak |
|---|---|
| Venstre | Høyre |

| Alvorlighetsgrad | | | | | | | | | |
|---|---|---|---|---|---|---|---|---|---|
| 1 | 2 | 3 | 4 | 5 | 6 | 7 | 8 | 9 | 10 |

| Start | Slutt |
|---|---|
| | |

| Varighet |
|---|
| |

| Kroppssted |
|---|
| |

| Foran | Bak |
|---|---|
| Venstre | Høyre |

| Alvorlighetsgrad | | | | | | | | | |
|---|---|---|---|---|---|---|---|---|---|
| 1 | 2 | 3 | 4 | 5 | 6 | 7 | 8 | 9 | 10 |

| Start | Slutt |
|---|---|
| | |

| Varighet |
|---|
| |

| Kroppssted |
|---|
| |

| Foran | Bak |
|---|---|
| Venstre | Høyre |

| Alvorlighetsgrad | | | | | | | | | |
|---|---|---|---|---|---|---|---|---|---|
| 1 | 2 | 3 | 4 | 5 | 6 | 7 | 8 | 9 | 10 |

## Energi

☆ ☆ ☆ ☆ ☆

## Aktivitet

☆ ☆ ☆ ☆ ☆

## Søvn

☆ ☆ ☆ ☆ ☆

| Andre symptomer | Utløsere | Hjelpetiltak |
|---|---|---|
| | | |
| | | |
| | | |
| | | |

## Kommentarer

# Smerte Loggbok

| Dato :- | | Man | Tir | Ons | Tor | Fre | Lør | Søn |
|---|---|---|---|---|---|---|---|---|

## Smerteområde

| Start | Slutt | Kroppssted | |
|---|---|---|---|
| | | Foran | Bak |
| Varighet | | Venstre | Høyre |

**Alvorlighetsgrad**

| 1 | 2 | 3 | 4 | 5 | 6 | 7 | 8 | 9 | 10 |
|---|---|---|---|---|---|---|---|---|---|

| Start | Slutt | Kroppssted | |
|---|---|---|---|
| | | Foran | Bak |
| Varighet | | Venstre | Høyre |

**Alvorlighetsgrad**

| 1 | 2 | 3 | 4 | 5 | 6 | 7 | 8 | 9 | 10 |
|---|---|---|---|---|---|---|---|---|---|

| Start | Slutt | Kroppssted | |
|---|---|---|---|
| | | Foran | Bak |
| Varighet | | Venstre | Høyre |

**Alvorlighetsgrad**

| 1 | 2 | 3 | 4 | 5 | 6 | 7 | 8 | 9 | 10 |
|---|---|---|---|---|---|---|---|---|---|

### Energi
☆ ☆ ☆ ☆ ☆

### Aktivitet
☆ ☆ ☆ ☆ ☆

### Søvn
☆ ☆ ☆ ☆ ☆

| Andre symptomer | Utløsere | Hjelpetiltak |
|---|---|---|
| | | |
| | | |
| | | |
| | | |

| Kommentarer |
|---|
| |
| |
| |

# Smerte Loggbok

Dato :-

| Man | Tir | Ons | Tor | Fre | Lør | Søn |
|-----|-----|-----|-----|-----|-----|-----|
|     |     |     |     |     |     |     |

## Smerteområde

| Start | Slutt |
|-------|-------|
|       |       |

| Varighet |
|----------|
|          |

| Kroppssted | |
|------------|-|
| | |
| Foran | Bak |
| Venstre | Høyre |

### Alvorlighetsgrad

| 1 | 2 | 3 | 4 | 5 | 6 | 7 | 8 | 9 | 10 |
|---|---|---|---|---|---|---|---|---|----|

| Start | Slutt |
|-------|-------|
|       |       |

| Varighet |
|----------|
|          |

| Kroppssted | |
|------------|-|
| | |
| Foran | Bak |
| Venstre | Høyre |

### Alvorlighetsgrad

| 1 | 2 | 3 | 4 | 5 | 6 | 7 | 8 | 9 | 10 |
|---|---|---|---|---|---|---|---|---|----|

| Start | Slutt |
|-------|-------|
|       |       |

| Varighet |
|----------|
|          |

| Kroppssted | |
|------------|-|
| | |
| Foran | Bak |
| Venstre | Høyre |

### Alvorlighetsgrad

| 1 | 2 | 3 | 4 | 5 | 6 | 7 | 8 | 9 | 10 |
|---|---|---|---|---|---|---|---|---|----|

## Energi

☆ ☆ ☆ ☆ ☆

## Aktivitet

☆ ☆ ☆ ☆ ☆

## Søvn

☆ ☆ ☆ ☆ ☆

| Andre symptomer | Utløsere | Hjelpetiltak |
|-----------------|----------|--------------|
|                 |          |              |
|                 |          |              |
|                 |          |              |
|                 |          |              |

## Kommentarer

# Smerte Loggbok

| Dato :- | | Man | Tir | Ons | Tor | Fre | Lør | Sø |
|---|---|---|---|---|---|---|---|---|

## Smerteområde

| Start | Slutt | Kroppssted | |
|---|---|---|---|
| Varighet | | Foran | Bak |
| | | Venstre | Høyre |

**Alvorlighetsgrad**

| 1 | 2 | 3 | 4 | 5 | 6 | 7 | 8 | 9 | 10 |
|---|---|---|---|---|---|---|---|---|---|

| Start | Slutt | Kroppssted | |
|---|---|---|---|
| Varighet | | Foran | Bak |
| | | Venstre | Høyre |

**Alvorlighetsgrad**

| 1 | 2 | 3 | 4 | 5 | 6 | 7 | 8 | 9 | 10 |
|---|---|---|---|---|---|---|---|---|---|

| Start | Slutt | Kroppssted | |
|---|---|---|---|
| Varighet | | Foran | Bak |
| | | Venstre | Høyre |

**Alvorlighetsgrad**

| 1 | 2 | 3 | 4 | 5 | 6 | 7 | 8 | 9 | 10 |
|---|---|---|---|---|---|---|---|---|---|

## Energi
☆ ☆ ☆ ☆ ☆

## Aktivitet
☆ ☆ ☆ ☆ ☆

## Søvn
☆ ☆ ☆ ☆ ☆

| Andre symptomer | Utløsere | Hjelpetiltak |
|---|---|---|
| | | |
| | | |
| | | |
| | | |

## Kommentarer

# Smerte Loggbok

| Dato :- | Man | Tir | Ons | Tor | Fre | Lør | Søn |
|---|---|---|---|---|---|---|---|
|  |  |  |  |  |  |  |  |

## Smerteområde

| Start | Slutt | Kroppssted | |
|---|---|---|---|
|  |  |  | |
| Varighet | | Foran | Bak |
|  | | Venstre | Høyre |

| Alvorlighetsgrad | | | | | | | | | |
|---|---|---|---|---|---|---|---|---|---|
| 1 | 2 | 3 | 4 | 5 | 6 | 7 | 8 | 9 | 10 |

| Start | Slutt | Kroppssted | |
|---|---|---|---|
|  |  |  | |
| Varighet | | Foran | Bak |
|  | | Venstre | Høyre |

| Alvorlighetsgrad | | | | | | | | | |
|---|---|---|---|---|---|---|---|---|---|
| 1 | 2 | 3 | 4 | 5 | 6 | 7 | 8 | 9 | 10 |

| Start | Slutt | Kroppssted | |
|---|---|---|---|
|  |  |  | |
| Varighet | | Foran | Bak |
|  | | Venstre | Høyre |

| Alvorlighetsgrad | | | | | | | | | |
|---|---|---|---|---|---|---|---|---|---|
| 1 | 2 | 3 | 4 | 5 | 6 | 7 | 8 | 9 | 10 |

## Energi

☆ ☆ ☆ ☆ ☆

## Aktivitet

☆ ☆ ☆ ☆ ☆

## Søvn

☆ ☆ ☆ ☆ ☆

| Andre symptomer | Utløsere | Hjelpetiltak |
|---|---|---|
|  |  |  |
|  |  |  |
|  |  |  |
|  |  |  |

## Kommentarer

# Smerte Loggbok

| Dato :- | Man | Tir | Ons | Tor | Fre | Lør | Søn |
|---|---|---|---|---|---|---|---|
|  |  |  |  |  |  |  |  |

## Smerteområde

| Start | Slutt | Kroppssted | |
|---|---|---|---|
|  |  |  |  |
| Varighet | | Foran | Bak |
|  |  | Venstre | Høyre |

**Alvorlighetsgrad**

| 1 | 2 | 3 | 4 | 5 | 6 | 7 | 8 | 9 | 10 |
|---|---|---|---|---|---|---|---|---|---|

| Start | Slutt | Kroppssted | |
|---|---|---|---|
|  |  |  |  |
| Varighet | | Foran | Bak |
|  |  | Venstre | Høyre |

**Alvorlighetsgrad**

| 1 | 2 | 3 | 4 | 5 | 6 | 7 | 8 | 9 | 10 |
|---|---|---|---|---|---|---|---|---|---|

| Start | Slutt | Kroppssted | |
|---|---|---|---|
|  |  |  |  |
| Varighet | | Foran | Bak |
|  |  | Venstre | Høyre |

**Alvorlighetsgrad**

| 1 | 2 | 3 | 4 | 5 | 6 | 7 | 8 | 9 | 10 |
|---|---|---|---|---|---|---|---|---|---|

| Energi |
|---|
| ☆ ☆ ☆ ☆ ☆ |
| **Aktivitet** |
| ☆ ☆ ☆ ☆ ☆ |
| **Søvn** |
| ☆ ☆ ☆ ☆ ☆ |

| Andre symptomer | Utløsere | Hjelpetiltak |
|---|---|---|
|  |  |  |
|  |  |  |
|  |  |  |
|  |  |  |

**Kommentarer**

|  |
|---|
|  |
|  |

# Smerte Loggbok

**Dato :-** | Man | Tir | Ons | Tor | Fre | Lør | Søn

## Smerteområde

### Energi
☆ ☆ ☆ ☆ ☆

### Aktivitet
☆ ☆ ☆ ☆ ☆

### Søvn
☆ ☆ ☆ ☆ ☆

| Start | Slutt |
|---|---|
| | |

| Varighet |
|---|
| |

| Kroppssted | |
|---|---|
| | |
| Foran | Bak |
| Venstre | Høyre |

| Alvorlighetsgrad | | | | | | | | | |
|---|---|---|---|---|---|---|---|---|---|
| 1 | 2 | 3 | 4 | 5 | 6 | 7 | 8 | 9 | 10 |

| Start | Slutt |
|---|---|
| | |

| Varighet |
|---|
| |

| Kroppssted | |
|---|---|
| | |
| Foran | Bak |
| Venstre | Høyre |

| Alvorlighetsgrad | | | | | | | | | |
|---|---|---|---|---|---|---|---|---|---|
| 1 | 2 | 3 | 4 | 5 | 6 | 7 | 8 | 9 | 10 |

| Start | Slutt |
|---|---|
| | |

| Varighet |
|---|
| |

| Kroppssted | |
|---|---|
| | |
| Foran | Bak |
| Venstre | Høyre |

| Alvorlighetsgrad | | | | | | | | | |
|---|---|---|---|---|---|---|---|---|---|
| 1 | 2 | 3 | 4 | 5 | 6 | 7 | 8 | 9 | 10 |

| Andre symptomer | Utløsere | Hjelpetiltak |
|---|---|---|
| | | |
| | | |
| | | |
| | | |

## Kommentarer

# Smerte Loggbok

| Dato :- | | Man | Tir | Ons | Tor | Fre | Lør | Søn |
|---|---|---|---|---|---|---|---|---|

## Smerteområde

| Start | Slutt | Kroppssted | |
|---|---|---|---|
| | | | |
| Varighet | | Foran | Bak |
| | | Venstre | Høyre |

### Alvorlighetsgrad

| 1 | 2 | 3 | 4 | 5 | 6 | 7 | 8 | 9 | 10 |
|---|---|---|---|---|---|---|---|---|---|

| Start | Slutt | Kroppssted | |
|---|---|---|---|
| | | | |
| Varighet | | Foran | Bak |
| | | Venstre | Høyre |

### Alvorlighetsgrad

| 1 | 2 | 3 | 4 | 5 | 6 | 7 | 8 | 9 | 10 |
|---|---|---|---|---|---|---|---|---|---|

| Start | Slutt | Kroppssted | |
|---|---|---|---|
| | | | |
| Varighet | | Foran | Bak |
| | | Venstre | Høyre |

### Alvorlighetsgrad

| 1 | 2 | 3 | 4 | 5 | 6 | 7 | 8 | 9 | 10 |
|---|---|---|---|---|---|---|---|---|---|

## Energi

☆ ☆ ☆ ☆ ☆

## Aktivitet

☆ ☆ ☆ ☆ ☆

## Søvn

☆ ☆ ☆ ☆ ☆

| Andre symptomer | Utløsere | Hjelpetiltak |
|---|---|---|
| | | |
| | | |
| | | |
| | | |

## Kommentarer

# Smerte Loggbok

| Dato :- | | Man | Tir | Ons | Tor | Fre | Lør | Søn |
|---|---|---|---|---|---|---|---|---|

## Smerteområde

| Start | Slutt |
|---|---|
| | |

| Varighet |
|---|
| |

| Kroppssted |
|---|
| |

| Foran | Bak |
|---|---|
| Venstre | Høyre |

### Alvorlighetsgrad

| 1 | 2 | 3 | 4 | 5 | 6 | 7 | 8 | 9 | 10 |
|---|---|---|---|---|---|---|---|---|---|

| Start | Slutt |
|---|---|
| | |

| Varighet |
|---|
| |

| Kroppssted |
|---|
| |

| Foran | Bak |
|---|---|
| Venstre | Høyre |

### Alvorlighetsgrad

| 1 | 2 | 3 | 4 | 5 | 6 | 7 | 8 | 9 | 10 |
|---|---|---|---|---|---|---|---|---|---|

| Start | Slutt |
|---|---|
| | |

| Varighet |
|---|
| |

| Kroppssted |
|---|
| |

| Foran | Bak |
|---|---|
| Venstre | Høyre |

### Alvorlighetsgrad

| 1 | 2 | 3 | 4 | 5 | 6 | 7 | 8 | 9 | 10 |
|---|---|---|---|---|---|---|---|---|---|

## Energi

☆ ☆ ☆ ☆ ☆

## Aktivitet

★ ★ ★ ★ ☆

## Søvn

☆ ☆ ☆ ☆ ☆

| Andre symptomer | Utløsere | Hjelpetiltak |
|---|---|---|
| | | |
| | | |
| | | |
| | | |

## Kommentarer

# Smerte Loggbok

| Dato :- | | Man | Tir | Ons | Tor | Fre | Lør | Sø |
|---|---|---|---|---|---|---|---|---|

## Smerteområde

| Start | Slutt | Kroppssted | |
|---|---|---|---|
| | | | |
| Varighet | | Foran | Bak |
| | | Venstre | Høyre |

### Alvorlighetsgrad

| 1 | 2 | 3 | 4 | 5 | 6 | 7 | 8 | 9 | 10 |
|---|---|---|---|---|---|---|---|---|---|

| Start | Slutt | Kroppssted | |
|---|---|---|---|
| | | | |
| Varighet | | Foran | Bak |
| | | Venstre | Høyre |

### Alvorlighetsgrad

| 1 | 2 | 3 | 4 | 5 | 6 | 7 | 8 | 9 | 10 |
|---|---|---|---|---|---|---|---|---|---|

| Start | Slutt | Kroppssted | |
|---|---|---|---|
| | | | |
| Varighet | | Foran | Bak |
| | | Venstre | Høyre |

### Alvorlighetsgrad

| 1 | 2 | 3 | 4 | 5 | 6 | 7 | 8 | 9 | 10 |
|---|---|---|---|---|---|---|---|---|---|

## Energi

☆ ☆ ☆ ☆ ☆

## Aktivitet

☆ ☆ ☆ ☆ ☆

## Søvn

☆ ☆ ☆ ☆ ☆

| Andre symptomer | Utløsere | Hjelpetiltak |
|---|---|---|
| | | |
| | | |
| | | |
| | | |

## Kommentarer

# Smerte Loggbok

| Dato :- | | Man | Tir | Ons | Tor | Fre | Lør | Søn |
|---|---|---|---|---|---|---|---|---|
| | | | | | | | | |

## Smerteområde

| Start | Slutt | Kroppssted | |
|---|---|---|---|
| | | | |
| Varighet | | Foran | Bak |
| | | Venstre | Høyre |

### Alvorlighetsgrad

| 1 | 2 | 3 | 4 | 5 | 6 | 7 | 8 | 9 | 10 |
|---|---|---|---|---|---|---|---|---|---|
| | | | | | | | | | |

| Start | Slutt | Kroppssted | |
|---|---|---|---|
| | | | |
| Varighet | | Foran | Bak |
| | | Venstre | Høyre |

### Alvorlighetsgrad

| 1 | 2 | 3 | 4 | 5 | 6 | 7 | 8 | 9 | 10 |
|---|---|---|---|---|---|---|---|---|---|
| | | | | | | | | | |

| Start | Slutt | Kroppssted | |
|---|---|---|---|
| | | | |
| Varighet | | Foran | Bak |
| | | Venstre | Høyre |

### Alvorlighetsgrad

| 1 | 2 | 3 | 4 | 5 | 6 | 7 | 8 | 9 | 10 |
|---|---|---|---|---|---|---|---|---|---|
| | | | | | | | | | |

## Energi

☆ ☆ ☆ ☆ ☆

## Aktivitet

★ ★ ☆ ☆ ☆

## Søvn

☆ ☆ ☆ ☆ ☆

| Andre symptomer | Utløsere | Hjelpetiltak |
|---|---|---|
| | | |
| | | |
| | | |
| | | |

## Kommentarer

# Smerte Loggbok

| Dato :- | Man | Tir | Ons | Tor | Fre | Lør | Søn |
|---|---|---|---|---|---|---|---|
| | | | | | | | |

## Smerteområde

| Start | Slutt | Kroppssted | |
|---|---|---|---|
| | | | |
| Varighet | | Foran | Bak |
| | | Venstre | Høyre |

**Alvorlighetsgrad**

| 1 | 2 | 3 | 4 | 5 | 6 | 7 | 8 | 9 | 10 |
|---|---|---|---|---|---|---|---|---|---|

| Start | Slutt | Kroppssted | |
|---|---|---|---|
| | | | |
| Varighet | | Foran | Bak |
| | | Venstre | Høyre |

**Alvorlighetsgrad**

| 1 | 2 | 3 | 4 | 5 | 6 | 7 | 8 | 9 | 10 |
|---|---|---|---|---|---|---|---|---|---|

| Start | Slutt | Kroppssted | |
|---|---|---|---|
| | | | |
| Varighet | | Foran | Bak |
| | | Venstre | Høyre |

**Alvorlighetsgrad**

| 1 | 2 | 3 | 4 | 5 | 6 | 7 | 8 | 9 | 10 |
|---|---|---|---|---|---|---|---|---|---|

| Energi |
|---|
| ☆ ☆ ☆ ☆ ☆ |
| **Aktivitet** |
| ☆ ☆ ☆ ☆ ☆ |
| **Søvn** |
| ☆ ☆ ☆ ☆ ☆ |

| Andre symptomer | Utløsere | Hjelpetiltak |
|---|---|---|
| | | |
| | | |
| | | |
| | | |

**Kommentarer**

# Smerte Loggbok

| Dato :- | | Man | Tir | Ons | Tor | Fre | Lør | Søn |
|---|---|---|---|---|---|---|---|---|

## Smerteområde

| Start | Slutt |
|---|---|
| | |

| Varighet |
|---|
| |

| Kroppssted | |
|---|---|
| | |
| Foran | Bak |
| Venstre | Høyre |

### Alvorlighetsgrad

| 1 | 2 | 3 | 4 | 5 | 6 | 7 | 8 | 9 | 10 |
|---|---|---|---|---|---|---|---|---|---|

| Start | Slutt |
|---|---|
| | |

| Varighet |
|---|
| |

| Kroppssted | |
|---|---|
| | |
| Foran | Bak |
| Venstre | Høyre |

### Alvorlighetsgrad

| 1 | 2 | 3 | 4 | 5 | 6 | 7 | 8 | 9 | 10 |
|---|---|---|---|---|---|---|---|---|---|

| Start | Slutt |
|---|---|
| | |

| Varighet |
|---|
| |

| Kroppssted | |
|---|---|
| | |
| Foran | Bak |
| Venstre | Høyre |

### Alvorlighetsgrad

| 1 | 2 | 3 | 4 | 5 | 6 | 7 | 8 | 9 | 10 |
|---|---|---|---|---|---|---|---|---|---|

## Energi

☆ ☆ ☆ ☆ ☆

## Aktivitet

☆ ☆ ☆ ☆ ☆

## Søvn

☆ ☆ ☆ ☆ ☆

| Andre symptomer | Utløsere | Hjelpetiltak |
|---|---|---|
| | | |
| | | |
| | | |
| | | |

## Kommentarer

# Smerte Loggbok

| Dato :- | | Man | Tir | Ons | Tor | Fre | Lør | Søn |
|---|---|---|---|---|---|---|---|---|
| | | | | | | | | |

## Smerteområde

| Start | Slutt | | Kroppssted | |
|---|---|---|---|---|
| | | | | |
| Varighet | | | Foran | Bak |
| | | | Venstre | Høyre |

### Alvorlighetsgrad

| 1 | 2 | 3 | 4 | 5 | 6 | 7 | 8 | 9 | 10 |
|---|---|---|---|---|---|---|---|---|---|
| | | | | | | | | | |

| Start | Slutt | | Kroppssted | |
|---|---|---|---|---|
| | | | | |
| Varighet | | | Foran | Bak |
| | | | Venstre | Høyre |

### Alvorlighetsgrad

| 1 | 2 | 3 | 4 | 5 | 6 | 7 | 8 | 9 | 10 |
|---|---|---|---|---|---|---|---|---|---|
| | | | | | | | | | |

| Start | Slutt | | Kroppssted | |
|---|---|---|---|---|
| | | | | |
| Varighet | | | Foran | Bak |
| | | | Venstre | Høyre |

### Alvorlighetsgrad

| 1 | 2 | 3 | 4 | 5 | 6 | 7 | 8 | 9 | 10 |
|---|---|---|---|---|---|---|---|---|---|
| | | | | | | | | | |

## Energi

☆ ☆ ☆ ☆ ☆

## Aktivitet

☆ ☆ ☆ ☆ ☆

## Søvn

☆ ☆ ☆ ☆ ☆

| Andre symptomer | Utløsere | Hjelpetiltak |
|---|---|---|
| | | |
| | | |
| | | |
| | | |

## Kommentarer

| |
|---|
| |
| |

# Smerte Loggbok

| Dato :- | | Man | Tir | Ons | Tor | Fre | Lør | Søn |
|---|---|---|---|---|---|---|---|---|

## Smerteområde

| Start | Slutt |
|---|---|
| | |

| Varighet |
|---|
| |

| Kroppssted |
|---|
| |

| Foran | Bak |
|---|---|
| Venstre | Høyre |

### Alvorlighetsgrad

| 1 | 2 | 3 | 4 | 5 | 6 | 7 | 8 | 9 | 10 |
|---|---|---|---|---|---|---|---|---|---|

| Start | Slutt |
|---|---|
| | |

| Varighet |
|---|
| |

| Kroppssted |
|---|
| |

| Foran | Bak |
|---|---|
| Venstre | Høyre |

### Alvorlighetsgrad

| 1 | 2 | 3 | 4 | 5 | 6 | 7 | 8 | 9 | 10 |
|---|---|---|---|---|---|---|---|---|---|

| Start | Slutt |
|---|---|
| | |

| Varighet |
|---|
| |

| Kroppssted |
|---|
| |

| Foran | Bak |
|---|---|
| Venstre | Høyre |

### Alvorlighetsgrad

| 1 | 2 | 3 | 4 | 5 | 6 | 7 | 8 | 9 | 10 |
|---|---|---|---|---|---|---|---|---|---|

## Energi

☆ ☆ ☆ ☆ ☆

## Aktivitet

☆ ☆ ☆ ☆ ☆

## Søvn

☆ ☆ ☆ ☆ ☆

| Andre symptomer | Utløsere | Hjelpetiltak |
|---|---|---|
| | | |
| | | |
| | | |
| | | |

### Kommentarer

# Smerte Loggbok

| Dato :- | | Man | Tir | Ons | Tor | Fre | Lør | Sø |
|---|---|---|---|---|---|---|---|---|

### Smerteområde

| Start | Slutt | Kroppssted | |
|---|---|---|---|
| | | | |
| Varighet | | Foran | Bak |
| | | Venstre | Høyre |

**Alvorlighetsgrad**

| 1 | 2 | 3 | 4 | 5 | 6 | 7 | 8 | 9 | 10 |
|---|---|---|---|---|---|---|---|---|---|

| Start | Slutt | Kroppssted | |
|---|---|---|---|
| | | | |
| Varighet | | Foran | Bak |
| | | Venstre | Høyre |

**Alvorlighetsgrad**

| 1 | 2 | 3 | 4 | 5 | 6 | 7 | 8 | 9 | 10 |
|---|---|---|---|---|---|---|---|---|---|

| Start | Slutt | Kroppssted | |
|---|---|---|---|
| | | | |
| Varighet | | Foran | Bak |
| | | Venstre | Høyre |

**Alvorlighetsgrad**

| 1 | 2 | 3 | 4 | 5 | 6 | 7 | 8 | 9 | 10 |
|---|---|---|---|---|---|---|---|---|---|

### Energi
☆ ☆ ☆ ☆ ☆

### Aktivitet
☆ ☆ ☆ ☆ ☆

### Søvn
☆ ☆ ☆ ☆ ☆

| Andre symptomer | Utløsere | Hjelpetiltak |
|---|---|---|
| | | |
| | | |
| | | |
| | | |

**Kommentarer**

# Smerte Loggbok

| Dato :- | Man | Tir | Ons | Tor | Fre | Lør | Søn |
|---|---|---|---|---|---|---|---|
| | | | | | | | |

## Smerteområde

| Start | Slutt |
|---|---|
| | |

| Varighet |
|---|
| |

| Kroppssted | |
|---|---|
| | |
| Foran | Bak |
| Venstre | Høyre |

### Alvorlighetsgrad

| 1 | 2 | 3 | 4 | 5 | 6 | 7 | 8 | 9 | 10 |
|---|---|---|---|---|---|---|---|---|---|

| Start | Slutt |
|---|---|
| | |

| Varighet |
|---|
| |

| Kroppssted | |
|---|---|
| | |
| Foran | Bak |
| Venstre | Høyre |

### Alvorlighetsgrad

| 1 | 2 | 3 | 4 | 5 | 6 | 7 | 8 | 9 | 10 |
|---|---|---|---|---|---|---|---|---|---|

| Start | Slutt |
|---|---|
| | |

| Varighet |
|---|
| |

| Kroppssted | |
|---|---|
| | |
| Foran | Bak |
| Venstre | Høyre |

### Alvorlighetsgrad

| 1 | 2 | 3 | 4 | 5 | 6 | 7 | 8 | 9 | 10 |
|---|---|---|---|---|---|---|---|---|---|

## Energi

☆ ☆ ☆ ☆ ☆

## Aktivitet

☆ ☆ ☆ ☆ ☆

## Søvn

☆ ☆ ☆ ☆ ☆

| Andre symptomer | Utløsere | Hjelpetiltak |
|---|---|---|
| | | |
| | | |
| | | |
| | | |

## Kommentarer

# Smerte Loggbok

| Dato :- | | Man | Tir | Ons | Tor | Fre | Lør | Søn |
|---|---|---|---|---|---|---|---|---|
| | | | | | | | | |

## Smerteområde

| Start | Slutt | Kroppssted | |
|---|---|---|---|
| | | | |
| Varighet | | Foran | Bak |
| | | Venstre | Høyre |

**Alvorlighetsgrad**

| 1 | 2 | 3 | 4 | 5 | 6 | 7 | 8 | 9 | 10 |
|---|---|---|---|---|---|---|---|---|---|
| | | | | | | | | | |

| Start | Slutt | Kroppssted | |
|---|---|---|---|
| | | | |
| Varighet | | Foran | Bak |
| | | Venstre | Høyre |

**Alvorlighetsgrad**

| 1 | 2 | 3 | 4 | 5 | 6 | 7 | 8 | 9 | 10 |
|---|---|---|---|---|---|---|---|---|---|
| | | | | | | | | | |

| Start | Slutt | Kroppssted | |
|---|---|---|---|
| | | | |
| Varighet | | Foran | Bak |
| | | Venstre | Høyre |

**Alvorlighetsgrad**

| 1 | 2 | 3 | 4 | 5 | 6 | 7 | 8 | 9 | 10 |
|---|---|---|---|---|---|---|---|---|---|
| | | | | | | | | | |

## Energi

☆ ☆ ☆ ☆ ☆

## Aktivitet

☆ ☆ ☆ ☆ ☆

## Søvn

☆ ☆ ☆ ☆ ☆

| Andre symptomer | Utløsere | Hjelpetiltak |
|---|---|---|
| | | |
| | | |
| | | |
| | | |

## Kommentarer

| |
|---|
| |
| |

# Smerte Loggbok

| Dato :- | | Man | Tir | Ons | Tor | Fre | Lør | Søn |
|---|---|---|---|---|---|---|---|---|

## Smerteområde

| Start | Slutt |
|---|---|
| | |

| Varighet |
|---|
| |

| Kroppssted | |
|---|---|
| | |
| Foran | Bak |
| Venstre | Høyre |

### Alvorlighetsgrad

| 1 | 2 | 3 | 4 | 5 | 6 | 7 | 8 | 9 | 10 |
|---|---|---|---|---|---|---|---|---|---|

| Start | Slutt |
|---|---|
| | |

| Varighet |
|---|
| |

| Kroppssted | |
|---|---|
| | |
| Foran | Bak |
| Venstre | Høyre |

### Alvorlighetsgrad

| 1 | 2 | 3 | 4 | 5 | 6 | 7 | 8 | 9 | 10 |
|---|---|---|---|---|---|---|---|---|---|

| Start | Slutt |
|---|---|
| | |

| Varighet |
|---|
| |

| Kroppssted | |
|---|---|
| | |
| Foran | Bak |
| Venstre | Høyre |

### Alvorlighetsgrad

| 1 | 2 | 3 | 4 | 5 | 6 | 7 | 8 | 9 | 10 |
|---|---|---|---|---|---|---|---|---|---|

## Energi

☆ ☆ ☆ ☆ ☆

## Aktivitet

☆ ☆ ☆ ☆ ☆

## Søvn

☆ ☆ ☆ ☆ ☆

| Andre symptomer | Utløsere | Hjelpetiltak |
|---|---|---|
| | | |
| | | |
| | | |
| | | |

## Kommentarer

# Smerte Loggbok

| Dato :- | | Man | Tir | Ons | Tor | Fre | Lør | Søn |
|---|---|---|---|---|---|---|---|---|

## Smerteområde

| Start | Slutt | Kroppssted | |
|---|---|---|---|
| | | | |
| Varighet | | Foran | Bak |
| | | Venstre | Høyre |

**Alvorlighetsgrad**

| 1 | 2 | 3 | 4 | 5 | 6 | 7 | 8 | 9 | 10 |
|---|---|---|---|---|---|---|---|---|---|

| Start | Slutt | Kroppssted | |
|---|---|---|---|
| | | | |
| Varighet | | Foran | Bak |
| | | Venstre | Høyre |

**Alvorlighetsgrad**

| 1 | 2 | 3 | 4 | 5 | 6 | 7 | 8 | 9 | 10 |
|---|---|---|---|---|---|---|---|---|---|

| Start | Slutt | Kroppssted | |
|---|---|---|---|
| | | | |
| Varighet | | Foran | Bak |
| | | Venstre | Høyre |

**Alvorlighetsgrad**

| 1 | 2 | 3 | 4 | 5 | 6 | 7 | 8 | 9 | 10 |
|---|---|---|---|---|---|---|---|---|---|

| Energi |
|---|
| ☆ ☆ ☆ ☆ ☆ |
| **Aktivitet** |
| ☆ ☆ ☆ ☆ ☆ |
| **Søvn** |
| ☆ ☆ ☆ ☆ ☆ |

| Andre symptomer | Utløsere | Hjelpetiltak |
|---|---|---|
| | | |
| | | |
| | | |
| | | |

**Kommentarer**

# Smerte Loggbok

Dato :- | Man | Tir | Ons | Tor | Fre | Lør | Søn

## Smerteområde

| Start | Slutt |
|---|---|
| | |

| Varighet |
|---|
| |

| Kroppssted |
|---|
| |

| Foran | Bak |
|---|---|
| Venstre | Høyre |

### Alvorlighetsgrad

| 1 | 2 | 3 | 4 | 5 | 6 | 7 | 8 | 9 | 10 |
|---|---|---|---|---|---|---|---|---|---|

| Start | Slutt |
|---|---|
| | |

| Varighet |
|---|
| |

| Kroppssted |
|---|
| |

| Foran | Bak |
|---|---|
| Venstre | Høyre |

### Alvorlighetsgrad

| 1 | 2 | 3 | 4 | 5 | 6 | 7 | 8 | 9 | 10 |
|---|---|---|---|---|---|---|---|---|---|

| Start | Slutt |
|---|---|
| | |

| Varighet |
|---|
| |

| Kroppssted |
|---|
| |

| Foran | Bak |
|---|---|
| Venstre | Høyre |

### Alvorlighetsgrad

| 1 | 2 | 3 | 4 | 5 | 6 | 7 | 8 | 9 | 10 |
|---|---|---|---|---|---|---|---|---|---|

## Energi

☆ ☆ ☆ ☆ ☆

## Aktivitet

☆ ☆ ☆ ☆ ☆

## Søvn

☆ ☆ ☆ ☆ ☆

| Andre symptomer | Utløsere | Hjelpetiltak |
|---|---|---|
| | | |
| | | |
| | | |
| | | |

## Kommentarer

# Smerte Loggbok

| Dato :- | | Man | Tir | Ons | Tor | Fre | Lør | Sø |
|---|---|---|---|---|---|---|---|---|

## Smerteområde

| Start | Slutt | Kroppssted | |
|---|---|---|---|
| | | | |
| Varighet | | Foran | Bak |
| | | Venstre | Høyre |

**Alvorlighetsgrad**

| 1 | 2 | 3 | 4 | 5 | 6 | 7 | 8 | 9 | 10 |
|---|---|---|---|---|---|---|---|---|---|

| Start | Slutt | Kroppssted | |
|---|---|---|---|
| | | | |
| Varighet | | Foran | Bak |
| | | Venstre | Høyre |

**Alvorlighetsgrad**

| 1 | 2 | 3 | 4 | 5 | 6 | 7 | 8 | 9 | 10 |
|---|---|---|---|---|---|---|---|---|---|

| Start | Slutt | Kroppssted | |
|---|---|---|---|
| | | | |
| Varighet | | Foran | Bak |
| | | Venstre | Høyre |

**Alvorlighetsgrad**

| 1 | 2 | 3 | 4 | 5 | 6 | 7 | 8 | 9 | 10 |
|---|---|---|---|---|---|---|---|---|---|

## Energi

☆ ☆ ☆ ☆ ☆

## Aktivitet

☆ ☆ ☆ ☆ ☆

## Søvn

☆ ☆ ☆ ☆ ☆

| Andre symptomer | Utløsere | Hjelpetiltak |
|---|---|---|
| | | |
| | | |
| | | |
| | | |

## Kommentarer

# Smerte Loggbok

| Dato :- | | Man | Tir | Ons | Tor | Fre | Lør | Søn |
|---|---|---|---|---|---|---|---|---|

## Smerteområde

| Start | Slutt |
|---|---|
| | |

| Varighet | |
|---|---|
| | |

| Kroppssted | |
|---|---|
| Foran | Bak |
| Venstre | Høyre |

| Alvorlighetsgrad | | | | | | | | | |
|---|---|---|---|---|---|---|---|---|---|
| 1 | 2 | 3 | 4 | 5 | 6 | 7 | 8 | 9 | 10 |

| Start | Slutt |
|---|---|
| | |

| Varighet | |
|---|---|
| | |

| Kroppssted | |
|---|---|
| Foran | Bak |
| Venstre | Høyre |

| Alvorlighetsgrad | | | | | | | | | |
|---|---|---|---|---|---|---|---|---|---|
| 1 | 2 | 3 | 4 | 5 | 6 | 7 | 8 | 9 | 10 |

| Start | Slutt |
|---|---|
| | |

| Varighet | |
|---|---|
| | |

| Kroppssted | |
|---|---|
| Foran | Bak |
| Venstre | Høyre |

| Alvorlighetsgrad | | | | | | | | | |
|---|---|---|---|---|---|---|---|---|---|
| 1 | 2 | 3 | 4 | 5 | 6 | 7 | 8 | 9 | 10 |

## Energi

☆ ☆ ☆ ☆ ☆

## Aktivitet

☆ ☆ ☆ ☆ ☆

## Søvn

☆ ☆ ☆ ☆ ☆

| Andre symptomer | Utløsere | Hjelpetiltak |
|---|---|---|
| | | |
| | | |
| | | |
| | | |

## Kommentarer

# Smerte Loggbok

| Dato :- | | Man | Tir | Ons | Tor | Fre | Lør | Søn |
|---|---|---|---|---|---|---|---|---|
| | | | | | | | | |

## Smerteområde

| Start | Slutt |
|---|---|
| | |

| Varighet |
|---|
| |

| Kroppssted | |
|---|---|
| | |
| Foran | Bak |
| Venstre | Høyre |

### Alvorlighetsgrad

| 1 | 2 | 3 | 4 | 5 | 6 | 7 | 8 | 9 | 10 |
|---|---|---|---|---|---|---|---|---|---|

| Start | Slutt |
|---|---|
| | |

| Varighet |
|---|
| |

| Kroppssted | |
|---|---|
| | |
| Foran | Bak |
| Venstre | Høyre |

### Alvorlighetsgrad

| 1 | 2 | 3 | 4 | 5 | 6 | 7 | 8 | 9 | 10 |
|---|---|---|---|---|---|---|---|---|---|

| Start | Slutt |
|---|---|
| | |

| Varighet |
|---|
| |

| Kroppssted | |
|---|---|
| | |
| Foran | Bak |
| Venstre | Høyre |

### Alvorlighetsgrad

| 1 | 2 | 3 | 4 | 5 | 6 | 7 | 8 | 9 | 10 |
|---|---|---|---|---|---|---|---|---|---|

## Energi

☆ ☆ ☆ ☆ ☆

## Aktivitet

☆ ☆ ☆ ☆ ☆

## Søvn

☆ ☆ ☆ ☆ ☆

| Andre symptomer | Utløsere | Hjelpetiltak |
|---|---|---|
| | | |
| | | |
| | | |
| | | |

## Kommentarer

| |
|---|
| |
| |

# Smerte Loggbok

| Dato :- | | Man | Tir | Ons | Tor | Fre | Lør | Søn |
|---|---|---|---|---|---|---|---|---|

## Smerteområde

| Start | Slutt |
|---|---|
| | |

| Varighet |
|---|
| |

| Kroppssted |
|---|
| |

| Foran | Bak |
|---|---|
| Venstre | Høyre |

| Alvorlighetsgrad | | | | | | | | | |
|---|---|---|---|---|---|---|---|---|---|
| 1 | 2 | 3 | 4 | 5 | 6 | 7 | 8 | 9 | 10 |

| Start | Slutt |
|---|---|
| | |

| Varighet |
|---|
| |

| Kroppssted |
|---|
| |

| Foran | Bak |
|---|---|
| Venstre | Høyre |

| Alvorlighetsgrad | | | | | | | | | |
|---|---|---|---|---|---|---|---|---|---|
| 1 | 2 | 3 | 4 | 5 | 6 | 7 | 8 | 9 | 10 |

| Start | Slutt |
|---|---|
| | |

| Varighet |
|---|
| |

| Kroppssted |
|---|
| |

| Foran | Bak |
|---|---|
| Venstre | Høyre |

| Alvorlighetsgrad | | | | | | | | | |
|---|---|---|---|---|---|---|---|---|---|
| 1 | 2 | 3 | 4 | 5 | 6 | 7 | 8 | 9 | 10 |

## Energi

☆ ☆ ☆ ☆ ☆

## Aktivitet

☆ ☆ ☆ ☆ ☆

## Søvn

☆ ☆ ☆ ☆ ☆

| Andre symptomer | Utløsere | Hjelpetiltak |
|---|---|---|
| | | |
| | | |
| | | |
| | | |

## Kommentarer

# Smerte Loggbok

| Dato :- | | Man | Tir | Ons | Tor | Fre | Lør | Søn |
|---|---|---|---|---|---|---|---|---|

## Smerteområde

| Start | Slutt | Kroppssted | |
|---|---|---|---|
| | | | |
| Varighet | | Foran | Bak |
| | | Venstre | Høyre |

### Alvorlighetsgrad

| 1 | 2 | 3 | 4 | 5 | 6 | 7 | 8 | 9 | 10 |
|---|---|---|---|---|---|---|---|---|---|

| Start | Slutt | Kroppssted | |
|---|---|---|---|
| | | | |
| Varighet | | Foran | Bak |
| | | Venstre | Høyre |

### Alvorlighetsgrad

| 1 | 2 | 3 | 4 | 5 | 6 | 7 | 8 | 9 | 10 |
|---|---|---|---|---|---|---|---|---|---|

| Start | Slutt | Kroppssted | |
|---|---|---|---|
| | | | |
| Varighet | | Foran | Bak |
| | | Venstre | Høyre |

### Alvorlighetsgrad

| 1 | 2 | 3 | 4 | 5 | 6 | 7 | 8 | 9 | 10 |
|---|---|---|---|---|---|---|---|---|---|

## Energi

☆ ☆ ☆ ☆ ☆

## Aktivitet

☆ ☆ ☆ ☆ ☆

## Søvn

☆ ☆ ☆ ☆ ☆

| Andre symptomer | Utløsere | Hjelpetiltak |
|---|---|---|
| | | |
| | | |
| | | |
| | | |

## Kommentarer

# Smerte Loggbok

| Dato :- | | Man | Tir | Ons | Tor | Fre | Lør | Søn |
|---|---|---|---|---|---|---|---|---|

## Smerteområde

| Start | Slutt |
|---|---|
| | |

| Varighet |
|---|
| |

| Kroppssted |
|---|
| |

| Foran | Bak |
|---|---|
| **Venstre** | **Høyre** |

### Alvorlighetsgrad

| 1 | 2 | 3 | 4 | 5 | 6 | 7 | 8 | 9 | 10 |
|---|---|---|---|---|---|---|---|---|---|

| Start | Slutt |
|---|---|
| | |

| Varighet |
|---|
| |

| Kroppssted |
|---|
| |

| Foran | Bak |
|---|---|
| **Venstre** | **Høyre** |

### Alvorlighetsgrad

| 1 | 2 | 3 | 4 | 5 | 6 | 7 | 8 | 9 | 10 |
|---|---|---|---|---|---|---|---|---|---|

| Start | Slutt |
|---|---|
| | |

| Varighet |
|---|
| |

| Kroppssted |
|---|
| |

| Foran | Bak |
|---|---|
| **Venstre** | **Høyre** |

### Alvorlighetsgrad

| 1 | 2 | 3 | 4 | 5 | 6 | 7 | 8 | 9 | 10 |
|---|---|---|---|---|---|---|---|---|---|

### Energi

☆ ☆ ☆ ☆ ☆

### Aktivitet

☆ ☆ ☆ ☆ ☆

### Søvn

☆ ☆ ☆ ☆ ☆

| Andre symptomer | Utløsere | Hjelpetiltak |
|---|---|---|
| | | |
| | | |
| | | |
| | | |

### Kommentarer

# Smerte Loggbok

| Dato :- | | Man | Tir | Ons | Tor | Fre | Lør | Sø |
|---|---|---|---|---|---|---|---|---|
| | | | | | | | | |

## Smerteområde

| Start | Slutt | Kroppssted | |
|---|---|---|---|
| | | | |
| Varighet | | Foran | Bak |
| | | Venstre | Høyre |

### Alvorlighetsgrad

| 1 | 2 | 3 | 4 | 5 | 6 | 7 | 8 | 9 | 10 |
|---|---|---|---|---|---|---|---|---|---|

| Start | Slutt | Kroppssted | |
|---|---|---|---|
| | | | |
| Varighet | | Foran | Bak |
| | | Venstre | Høyre |

### Alvorlighetsgrad

| 1 | 2 | 3 | 4 | 5 | 6 | 7 | 8 | 9 | 10 |
|---|---|---|---|---|---|---|---|---|---|

| Start | Slutt | Kroppssted | |
|---|---|---|---|
| | | | |
| Varighet | | Foran | Bak |
| | | Venstre | Høyre |

### Alvorlighetsgrad

| 1 | 2 | 3 | 4 | 5 | 6 | 7 | 8 | 9 | 10 |
|---|---|---|---|---|---|---|---|---|---|

## Energi

☆ ☆ ☆ ☆ ☆

## Aktivitet

☆ ☆ ☆ ☆ ☆

## Søvn

☆ ☆ ☆ ☆ ☆

| Andre symptomer | Utløsere | Hjelpetiltak |
|---|---|---|
| | | |
| | | |
| | | |
| | | |

## Kommentarer

# Smerte Loggbok

| Dato :- | | Man | Tir | Ons | Tor | Fre | Lør | Søn |
|---|---|---|---|---|---|---|---|---|

## Smerteområde

### Energi
☆ ☆ ☆ ☆ ☆

### Aktivitet
☆ ☆ ☆ ☆ ☆

### Søvn
☆ ☆ ☆ ☆ ☆

| Start | Slutt |
|---|---|
| | |

| Varighet |
|---|
| |

| Kroppssted |
|---|
| |

| Foran | Bak |
|---|---|
| Venstre | Høyre |

### Alvorlighetsgrad

| 1 | 2 | 3 | 4 | 5 | 6 | 7 | 8 | 9 | 10 |
|---|---|---|---|---|---|---|---|---|---|

| Start | Slutt |
|---|---|
| | |

| Varighet |
|---|
| |

| Kroppssted |
|---|
| |

| Foran | Bak |
|---|---|
| Venstre | Høyre |

### Alvorlighetsgrad

| 1 | 2 | 3 | 4 | 5 | 6 | 7 | 8 | 9 | 10 |
|---|---|---|---|---|---|---|---|---|---|

| Start | Slutt |
|---|---|
| | |

| Varighet |
|---|
| |

| Kroppssted |
|---|
| |

| Foran | Bak |
|---|---|
| Venstre | Høyre |

### Alvorlighetsgrad

| 1 | 2 | 3 | 4 | 5 | 6 | 7 | 8 | 9 | 10 |
|---|---|---|---|---|---|---|---|---|---|

| Andre symptomer | Utløsere | Hjelpetiltak |
|---|---|---|
| | | |
| | | |
| | | |
| | | |

## Kommentarer

# Smerte Loggbok

| Dato :- | | Man | Tir | Ons | Tor | Fre | Lør | Søn |
|---|---|---|---|---|---|---|---|---|

## Smerteområde

| Start | Slutt | Kroppssted | |
|---|---|---|---|
| | | | |
| Varighet | | Foran | Bak |
| | | Venstre | Høyre |

### Alvorlighetsgrad

| 1 | 2 | 3 | 4 | 5 | 6 | 7 | 8 | 9 | 10 |
|---|---|---|---|---|---|---|---|---|---|

| Start | Slutt | Kroppssted | |
|---|---|---|---|
| | | | |
| Varighet | | Foran | Bak |
| | | Venstre | Høyre |

### Alvorlighetsgrad

| 1 | 2 | 3 | 4 | 5 | 6 | 7 | 8 | 9 | 10 |
|---|---|---|---|---|---|---|---|---|---|

| Start | Slutt | Kroppssted | |
|---|---|---|---|
| | | | |
| Varighet | | Foran | Bak |
| | | Venstre | Høyre |

### Alvorlighetsgrad

| 1 | 2 | 3 | 4 | 5 | 6 | 7 | 8 | 9 | 10 |
|---|---|---|---|---|---|---|---|---|---|

## Energi

☆ ☆ ☆ ☆ ☆

## Aktivitet

☆ ☆ ☆ ☆ ☆

## Søvn

☆ ☆ ☆ ☆ ☆

| Andre symptomer | Utløsere | Hjelpetiltak |
|---|---|---|
| | | |
| | | |
| | | |
| | | |

## Kommentarer

# Smerte Loggbok

| Dato :- | | Man | Tir | Ons | Tor | Fre | Lør | Søn |
|---|---|---|---|---|---|---|---|---|
| | | | | | | | | |

## Smerteområde

| Start | Slutt |
|---|---|
| | |

| Varighet |
|---|
| |

| Kroppssted |
|---|
| |

| Foran | Bak |
|---|---|
| Venstre | Høyre |

| Alvorlighetsgrad | | | | | | | | | |
|---|---|---|---|---|---|---|---|---|---|
| 1 | 2 | 3 | 4 | 5 | 6 | 7 | 8 | 9 | 10 |

| Start | Slutt |
|---|---|
| | |

| Varighet |
|---|
| |

| Kroppssted |
|---|
| |

| Foran | Bak |
|---|---|
| Venstre | Høyre |

| Alvorlighetsgrad | | | | | | | | | |
|---|---|---|---|---|---|---|---|---|---|
| 1 | 2 | 3 | 4 | 5 | 6 | 7 | 8 | 9 | 10 |

| Start | Slutt |
|---|---|
| | |

| Varighet |
|---|
| |

| Kroppssted |
|---|
| |

| Foran | Bak |
|---|---|
| Venstre | Høyre |

| Alvorlighetsgrad | | | | | | | | | |
|---|---|---|---|---|---|---|---|---|---|
| 1 | 2 | 3 | 4 | 5 | 6 | 7 | 8 | 9 | 10 |

## Energi

☆ ☆ ☆ ☆ ☆

## Aktivitet

☆ ☆ ☆ ☆ ☆

## Søvn

☆ ☆ ☆ ☆ ☆

| Andre symptomer | Utløsere | Hjelpetiltak |
|---|---|---|
| | | |
| | | |
| | | |
| | | |

## Kommentarer

# Smerte Loggbok

| Dato :- | | | Man | Tir | Ons | Tor | Fre | Lør | Søn |
|---|---|---|---|---|---|---|---|---|---|

## Smerteområde

| Start | Slutt | Kroppssted | |
|---|---|---|---|
| | | | |
| Varighet | | Foran | Bak |
| | | Venstre | Høyre |

### Alvorlighetsgrad

| 1 | 2 | 3 | 4 | 5 | 6 | 7 | 8 | 9 | 10 |
|---|---|---|---|---|---|---|---|---|---|

| Start | Slutt | Kroppssted | |
|---|---|---|---|
| | | | |
| Varighet | | Foran | Bak |
| | | Venstre | Høyre |

### Alvorlighetsgrad

| 1 | 2 | 3 | 4 | 5 | 6 | 7 | 8 | 9 | 10 |
|---|---|---|---|---|---|---|---|---|---|

| Start | Slutt | Kroppssted | |
|---|---|---|---|
| | | | |
| Varighet | | Foran | Bak |
| | | Venstre | Høyre |

### Alvorlighetsgrad

| 1 | 2 | 3 | 4 | 5 | 6 | 7 | 8 | 9 | 10 |
|---|---|---|---|---|---|---|---|---|---|

## Energi

☆ ☆ ☆ ☆ ☆

## Aktivitet

☆ ☆ ☆ ☆ ☆

## Søvn

☆ ☆ ☆ ☆ ☆

| Andre symptomer | Utløsere | Hjelpetiltak |
|---|---|---|
| | | |
| | | |
| | | |
| | | |

## Kommentarer

# Smerte Loggbok

| Dato :- | | Man | Tir | Ons | Tor | Fre | Lør | Søn |
|---------|---|-----|-----|-----|-----|-----|-----|-----|
| | | | | | | | | |

## Smerteområde

| Start | Slutt |
|-------|-------|
| | |

| Varighet |
|----------|
| |

| Kroppssted | |
|------------|--|
| | |
| Foran | Bak |
| Venstre | Høyre |

| Alvorlighetsgrad | | | | | | | | | |
|---|---|---|---|---|---|---|---|---|---|
| 1 | 2 | 3 | 4 | 5 | 6 | 7 | 8 | 9 | 10 |

| Start | Slutt |
|-------|-------|
| | |

| Varighet |
|----------|
| |

| Kroppssted | |
|------------|--|
| | |
| Foran | Bak |
| Venstre | Høyre |

| Alvorlighetsgrad | | | | | | | | | |
|---|---|---|---|---|---|---|---|---|---|
| 1 | 2 | 3 | 4 | 5 | 6 | 7 | 8 | 9 | 10 |

| Start | Slutt |
|-------|-------|
| | |

| Varighet |
|----------|
| |

| Kroppssted | |
|------------|--|
| | |
| Foran | Bak |
| Venstre | Høyre |

| Alvorlighetsgrad | | | | | | | | | |
|---|---|---|---|---|---|---|---|---|---|
| 1 | 2 | 3 | 4 | 5 | 6 | 7 | 8 | 9 | 10 |

## Energi

☆ ☆ ☆ ☆ ☆

## Aktivitet

☆ ☆ ☆ ☆ ☆

## Søvn

☆ ☆ ☆ ☆ ☆

| Andre symptomer | Utløsere | Hjelpetiltak |
|-----------------|----------|--------------|
| | | |
| | | |
| | | |
| | | |

## Kommentarer

# Smerte Loggbok

| Dato :- | | Man | Tir | Ons | Tor | Fre | Lør | Sø |
|---|---|---|---|---|---|---|---|---|

## Smerteområde

| Start | Slutt | Kroppssted | |
|---|---|---|---|
| | | | |
| Varighet | | Foran | Bak |
| | | Venstre | Høyre |

### Alvorlighetsgrad

| 1 | 2 | 3 | 4 | 5 | 6 | 7 | 8 | 9 | 10 |
|---|---|---|---|---|---|---|---|---|---|

| Start | Slutt | Kroppssted | |
|---|---|---|---|
| | | | |
| Varighet | | Foran | Bak |
| | | Venstre | Høyre |

### Alvorlighetsgrad

| 1 | 2 | 3 | 4 | 5 | 6 | 7 | 8 | 9 | 10 |
|---|---|---|---|---|---|---|---|---|---|

| Start | Slutt | Kroppssted | |
|---|---|---|---|
| | | | |
| Varighet | | Foran | Bak |
| | | Venstre | Høyre |

### Alvorlighetsgrad

| 1 | 2 | 3 | 4 | 5 | 6 | 7 | 8 | 9 | 10 |
|---|---|---|---|---|---|---|---|---|---|

| Energi |
|---|
| ☆ ☆ ☆ ☆ ☆ |

| Aktivitet |
|---|
| ☆ ☆ ☆ ☆ ☆ |

| Søvn |
|---|
| ☆ ☆ ☆ ☆ ☆ |

| Andre symptomer | Utløsere | Hjelpetiltak |
|---|---|---|
| | | |
| | | |
| | | |
| | | |

## Kommentarer

# Smerte Loggbok

| Dato :- | | Man | Tir | Ons | Tor | Fre | Lør | Søn |
|---|---|---|---|---|---|---|---|---|

## Smerteområde

| Start | Slutt |
|---|---|
| | |

| Varighet |
|---|
| |

| Kroppssted | |
|---|---|
| | |
| Foran | Bak |
| Venstre | Høyre |

### Alvorlighetsgrad

| 1 | 2 | 3 | 4 | 5 | 6 | 7 | 8 | 9 | 10 |
|---|---|---|---|---|---|---|---|---|---|

| Start | Slutt |
|---|---|
| | |

| Varighet |
|---|
| |

| Kroppssted | |
|---|---|
| | |
| Foran | Bak |
| Venstre | Høyre |

### Alvorlighetsgrad

| 1 | 2 | 3 | 4 | 5 | 6 | 7 | 8 | 9 | 10 |
|---|---|---|---|---|---|---|---|---|---|

| Start | Slutt |
|---|---|
| | |

| Varighet |
|---|
| |

| Kroppssted | |
|---|---|
| | |
| Foran | Bak |
| Venstre | Høyre |

### Alvorlighetsgrad

| 1 | 2 | 3 | 4 | 5 | 6 | 7 | 8 | 9 | 10 |
|---|---|---|---|---|---|---|---|---|---|

## Energi

☆ ☆ ☆ ☆ ☆

## Aktivitet

☆ ☆ ☆ ☆ ☆

## Søvn

☆ ☆ ☆ ☆ ☆

| Andre symptomer | Utløsere | Hjelpetiltak |
|---|---|---|
| | | |
| | | |
| | | |
| | | |

## Kommentarer

# Smerte Loggbok

| Dato :- | | Man | Tir | Ons | Tor | Fre | Lør | Søn |
|---|---|---|---|---|---|---|---|---|

## Smerteområde

| Start | Slutt | Kroppssted | |
|---|---|---|---|
| | | | |
| Varighet | | Foran | Bak |
| | | Venstre | Høyre |

### Alvorlighetsgrad

| 1 | 2 | 3 | 4 | 5 | 6 | 7 | 8 | 9 | 10 |
|---|---|---|---|---|---|---|---|---|---|

| Start | Slutt | Kroppssted | |
|---|---|---|---|
| | | | |
| Varighet | | Foran | Bak |
| | | Venstre | Høyre |

### Alvorlighetsgrad

| 1 | 2 | 3 | 4 | 5 | 6 | 7 | 8 | 9 | 10 |
|---|---|---|---|---|---|---|---|---|---|

| Start | Slutt | Kroppssted | |
|---|---|---|---|
| | | | |
| Varighet | | Foran | Bak |
| | | Venstre | Høyre |

### Alvorlighetsgrad

| 1 | 2 | 3 | 4 | 5 | 6 | 7 | 8 | 9 | 10 |
|---|---|---|---|---|---|---|---|---|---|

## Energi

☆ ☆ ☆ ☆ ☆

## Aktivitet

☆ ☆ ☆ ☆ ☆

## Søvn

☆ ☆ ☆ ☆ ☆

| Andre symptomer | Utløsere | Hjelpetiltak |
|---|---|---|
| | | |
| | | |
| | | |
| | | |

## Kommentarer

| |
|---|
| |
| |

# Smerte Loggbok

| Dato :- | Man | Tir | Ons | Tor | Fre | Lør | Søn |
|---|---|---|---|---|---|---|---|
| | | | | | | | |

## Smerteområde

| Start | Slutt | Kroppssted | |
|---|---|---|---|
| | | | |
| Varighet | | Foran | Bak |
| | | Venstre | Høyre |

**Alvorlighetsgrad**

| 1 | 2 | 3 | 4 | 5 | 6 | 7 | 8 | 9 | 10 |
|---|---|---|---|---|---|---|---|---|---|

| Start | Slutt | Kroppssted | |
|---|---|---|---|
| | | | |
| Varighet | | Foran | Bak |
| | | Venstre | Høyre |

**Alvorlighetsgrad**

| 1 | 2 | 3 | 4 | 5 | 6 | 7 | 8 | 9 | 10 |
|---|---|---|---|---|---|---|---|---|---|

| Start | Slutt | Kroppssted | |
|---|---|---|---|
| | | | |
| Varighet | | Foran | Bak |
| | | Venstre | Høyre |

**Alvorlighetsgrad**

| 1 | 2 | 3 | 4 | 5 | 6 | 7 | 8 | 9 | 10 |
|---|---|---|---|---|---|---|---|---|---|

## Energi

☆ ☆ ☆ ☆ ☆

## Aktivitet

☆ ☆ ☆ ☆ ☆

## Søvn

☆ ☆ ☆ ☆ ☆

| Andre symptomer | Utløsere | Hjelpetiltak |
|---|---|---|
| | | |
| | | |
| | | |
| | | |

## Kommentarer

# Smerte Loggbok

| Dato :- | | Man | Tir | Ons | Tor | Fre | Lør | Søn |
|---|---|---|---|---|---|---|---|---|

## Smerteområde

| Start | Slutt |
|---|---|
| | |

| Varighet | |
|---|---|
| | |

### Kroppssted

| Foran | Bak |
|---|---|
| Venstre | Høyre |

### Alvorlighetsgrad

| 1 | 2 | 3 | 4 | 5 | 6 | 7 | 8 | 9 | 10 |
|---|---|---|---|---|---|---|---|---|---|

| Start | Slutt |
|---|---|
| | |

| Varighet | |
|---|---|
| | |

### Kroppssted

| Foran | Bak |
|---|---|
| Venstre | Høyre |

### Alvorlighetsgrad

| 1 | 2 | 3 | 4 | 5 | 6 | 7 | 8 | 9 | 10 |
|---|---|---|---|---|---|---|---|---|---|

| Start | Slutt |
|---|---|
| | |

| Varighet | |
|---|---|
| | |

### Kroppssted

| Foran | Bak |
|---|---|
| Venstre | Høyre |

### Alvorlighetsgrad

| 1 | 2 | 3 | 4 | 5 | 6 | 7 | 8 | 9 | 10 |
|---|---|---|---|---|---|---|---|---|---|

## Energi

☆ ☆ ☆ ☆ ☆

## Aktivitet

☆ ☆ ☆ ☆ ☆

## Søvn

☆ ☆ ☆ ☆ ☆

| Andre symptomer | Utløsere | Hjelpetiltak |
|---|---|---|
| | | |
| | | |
| | | |
| | | |

## Kommentarer

| |
|---|
| |
| |

# Smerte Loggbok

| Dato :- | | Man | Tir | Ons | Tor | Fre | Lør | Søn |
|---------|---|-----|-----|-----|-----|-----|-----|-----|
| | | | | | | | | |

## Smerteområde

| Start | Slutt |
|-------|-------|
| | |

| Varighet |
|----------|
| |

| Kroppssted | |
|------------|---|
| | |
| Foran | Bak |
| Venstre | Høyre |

| Alvorlighetsgrad | | | | | | | | | |
|---|---|---|---|---|---|---|---|---|---|
| 1 | 2 | 3 | 4 | 5 | 6 | 7 | 8 | 9 | 10 |

| Start | Slutt |
|-------|-------|
| | |

| Varighet |
|----------|
| |

| Kroppssted | |
|------------|---|
| | |
| Foran | Bak |
| Venstre | Høyre |

| Alvorlighetsgrad | | | | | | | | | |
|---|---|---|---|---|---|---|---|---|---|
| 1 | 2 | 3 | 4 | 5 | 6 | 7 | 8 | 9 | 10 |

| Start | Slutt |
|-------|-------|
| | |

| Varighet |
|----------|
| |

| Kroppssted | |
|------------|---|
| | |
| Foran | Bak |
| Venstre | Høyre |

| Alvorlighetsgrad | | | | | | | | | |
|---|---|---|---|---|---|---|---|---|---|
| 1 | 2 | 3 | 4 | 5 | 6 | 7 | 8 | 9 | 10 |

## Energi

☆ ☆ ☆ ☆ ☆

## Aktivitet

☆ ☆ ☆ ☆ ☆

## Søvn

☆ ☆ ☆ ☆ ☆

| Andre symptomer | Utløsere | Hjelpetiltak |
|-----------------|----------|--------------|
| | | |
| | | |
| | | |
| | | |

## Kommentarer

# Smerte Loggbok

| Dato :- | | Man | Tir | Ons | Tor | Fre | Lør | Sø |

## Smerteområde

| Start | Slutt | | Kroppssted | |
| --- | --- | --- | --- | --- |
| | | | | |
| Varighet | | | Foran | Bak |
| | | | Venstre | Høyre |

### Alvorlighetsgrad

| 1 | 2 | 3 | 4 | 5 | 6 | 7 | 8 | 9 | 10 |
| --- | --- | --- | --- | --- | --- | --- | --- | --- | --- |

| Start | Slutt | | Kroppssted | |
| --- | --- | --- | --- | --- |
| | | | | |
| Varighet | | | Foran | Bak |
| | | | Venstre | Høyre |

### Alvorlighetsgrad

| 1 | 2 | 3 | 4 | 5 | 6 | 7 | 8 | 9 | 10 |
| --- | --- | --- | --- | --- | --- | --- | --- | --- | --- |

| Start | Slutt | | Kroppssted | |
| --- | --- | --- | --- | --- |
| | | | | |
| Varighet | | | Foran | Bak |
| | | | Venstre | Høyre |

### Alvorlighetsgrad

| 1 | 2 | 3 | 4 | 5 | 6 | 7 | 8 | 9 | 10 |
| --- | --- | --- | --- | --- | --- | --- | --- | --- | --- |

## Energi

☆ ☆ ☆ ☆ ☆

## Aktivitet

☆ ☆ ☆ ☆ ☆

## Søvn

☆ ☆ ☆ ☆ ☆

| Andre symptomer | Utløsere | Hjelpetiltak |
| --- | --- | --- |
| | | |
| | | |
| | | |
| | | |

## Kommentarer

# Smerte Loggbok

| Dato :- | Man | Tir | Ons | Tor | Fre | Lør | Søn |
|---|---|---|---|---|---|---|---|
| | | | | | | | |

## Smerteområde

| Start | Slutt |
|---|---|
| | |

| Varighet | |
|---|---|
| | |

| Kroppssted | |
|---|---|
| | |

| Foran | Bak |
|---|---|
| Venstre | Høyre |

### Alvorlighetsgrad

| 1 | 2 | 3 | 4 | 5 | 6 | 7 | 8 | 9 | 10 |
|---|---|---|---|---|---|---|---|---|---|
| | | | | | | | | | |

| Start | Slutt |
|---|---|
| | |

| Varighet | |
|---|---|
| | |

| Kroppssted | |
|---|---|
| | |

| Foran | Bak |
|---|---|
| Venstre | Høyre |

### Alvorlighetsgrad

| 1 | 2 | 3 | 4 | 5 | 6 | 7 | 8 | 9 | 10 |
|---|---|---|---|---|---|---|---|---|---|
| | | | | | | | | | |

| Start | Slutt |
|---|---|
| | |

| Varighet | |
|---|---|
| | |

| Kroppssted | |
|---|---|
| | |

| Foran | Bak |
|---|---|
| Venstre | Høyre |

### Alvorlighetsgrad

| 1 | 2 | 3 | 4 | 5 | 6 | 7 | 8 | 9 | 10 |
|---|---|---|---|---|---|---|---|---|---|
| | | | | | | | | | |

## Energi

☆ ☆ ☆ ☆ ☆

## Aktivitet

☆ ☆ ☆ ☆ ☆

## Søvn

☆ ☆ ☆ ☆ ☆

| Andre symptomer | Utløsere | Hjelpetiltak |
|---|---|---|
| | | |
| | | |
| | | |
| | | |

## Kommentarer

# Smerte Loggbok

| Dato :- | | Man | Tir | Ons | Tor | Fre | Lør | Søn |
|---|---|---|---|---|---|---|---|---|

## Smerteområde

| Start | Slutt |
|---|---|
| | |

| Varighet |
|---|
| |

| Kroppssted | |
|---|---|
| Foran | Bak |
| Venstre | Høyre |

### Alvorlighetsgrad

| 1 | 2 | 3 | 4 | 5 | 6 | 7 | 8 | 9 | 10 |
|---|---|---|---|---|---|---|---|---|---|

| Start | Slutt |
|---|---|
| | |

| Varighet |
|---|
| |

| Kroppssted | |
|---|---|
| Foran | Bak |
| Venstre | Høyre |

### Alvorlighetsgrad

| 1 | 2 | 3 | 4 | 5 | 6 | 7 | 8 | 9 | 10 |
|---|---|---|---|---|---|---|---|---|---|

| Start | Slutt |
|---|---|
| | |

| Varighet |
|---|
| |

| Kroppssted | |
|---|---|
| Foran | Bak |
| Venstre | Høyre |

### Alvorlighetsgrad

| 1 | 2 | 3 | 4 | 5 | 6 | 7 | 8 | 9 | 10 |
|---|---|---|---|---|---|---|---|---|---|

## Energi

☆ ☆ ☆ ☆ ☆

## Aktivitet

☆ ☆ ☆ ☆ ☆

## Søvn

☆ ☆ ☆ ☆ ☆

| Andre symptomer | Utløsere | Hjelpetiltak |
|---|---|---|
| | | |
| | | |
| | | |
| | | |

## Kommentarer

# Smerte Loggbok

| Dato :- | Man | Tir | Ons | Tor | Fre | Lør | Søn |
|---|---|---|---|---|---|---|---|
| | | | | | | | |

## Smerteområde

| Start | Slutt |
|---|---|
| | |

| Varighet |
|---|
| |

| Kroppssted |
|---|
| |

| Foran | Bak |
|---|---|
| Venstre | Høyre |

### Alvorlighetsgrad

| 1 | 2 | 3 | 4 | 5 | 6 | 7 | 8 | 9 | 10 |
|---|---|---|---|---|---|---|---|---|---|

| Start | Slutt |
|---|---|
| | |

| Varighet |
|---|
| |

| Kroppssted |
|---|
| |

| Foran | Bak |
|---|---|
| Venstre | Høyre |

### Alvorlighetsgrad

| 1 | 2 | 3 | 4 | 5 | 6 | 7 | 8 | 9 | 10 |
|---|---|---|---|---|---|---|---|---|---|

| Start | Slutt |
|---|---|
| | |

| Varighet |
|---|
| |

| Kroppssted |
|---|
| |

| Foran | Bak |
|---|---|
| Venstre | Høyre |

### Alvorlighetsgrad

| 1 | 2 | 3 | 4 | 5 | 6 | 7 | 8 | 9 | 10 |
|---|---|---|---|---|---|---|---|---|---|

### Energi

☆ ☆ ☆ ☆ ☆

### Aktivitet

☆ ☆ ☆ ☆ ☆

### Søvn

☆ ☆ ☆ ☆ ☆

| Andre symptomer | Utløsere | Hjelpetiltak |
|---|---|---|
| | | |
| | | |
| | | |
| | | |

## Kommentarer

# Smerte Loggbok

| Dato :- | | Man | Tir | Ons | Tor | Fre | Lør | Søn |
|---|---|---|---|---|---|---|---|---|

## Smerteområde

| Start | Slutt | Kroppssted | |
|---|---|---|---|
| | | | |
| Varighet | | Foran | Bak |
| | | Venstre | Høyre |

### Alvorlighetsgrad

| 1 | 2 | 3 | 4 | 5 | 6 | 7 | 8 | 9 | 10 |
|---|---|---|---|---|---|---|---|---|---|

| Start | Slutt | Kroppssted | |
|---|---|---|---|
| | | | |
| Varighet | | Foran | Bak |
| | | Venstre | Høyre |

### Alvorlighetsgrad

| 1 | 2 | 3 | 4 | 5 | 6 | 7 | 8 | 9 | 10 |
|---|---|---|---|---|---|---|---|---|---|

| Start | Slutt | Kroppssted | |
|---|---|---|---|
| | | | |
| Varighet | | Foran | Bak |
| | | Venstre | Høyre |

### Alvorlighetsgrad

| 1 | 2 | 3 | 4 | 5 | 6 | 7 | 8 | 9 | 10 |
|---|---|---|---|---|---|---|---|---|---|

### Energi

☆ ☆ ☆ ☆ ☆

### Aktivitet

☆ ☆ ☆ ☆ ☆

### Søvn

☆ ☆ ☆ ☆ ☆

| Andre symptomer | Utløsere | Hjelpetiltak |
|---|---|---|
| | | |
| | | |
| | | |
| | | |

### Kommentarer

# Smerte Loggbok

Dato :-

| Man | Tir | Ons | Tor | Fre | Lør | Søn |
|-----|-----|-----|-----|-----|-----|-----|
|     |     |     |     |     |     |     |

## Smerteområde

| Start | Slutt |
|-------|-------|
|       |       |

| Varighet |
|----------|
|          |

| Kroppssted | |
|------------|--|
|  | |
| Foran | Bak |
| Venstre | Høyre |

| Alvorlighetsgrad | | | | | | | | | |
|---|---|---|---|---|---|---|---|---|---|
| 1 | 2 | 3 | 4 | 5 | 6 | 7 | 8 | 9 | 10 |

| Start | Slutt |
|-------|-------|
|       |       |

| Varighet |
|----------|
|          |

| Kroppssted | |
|------------|--|
|  | |
| Foran | Bak |
| Venstre | Høyre |

| Alvorlighetsgrad | | | | | | | | | |
|---|---|---|---|---|---|---|---|---|---|
| 1 | 2 | 3 | 4 | 5 | 6 | 7 | 8 | 9 | 10 |

| Start | Slutt |
|-------|-------|
|       |       |

| Varighet |
|----------|
|          |

| Kroppssted | |
|------------|--|
|  | |
| Foran | Bak |
| Venstre | Høyre |

| Alvorlighetsgrad | | | | | | | | | |
|---|---|---|---|---|---|---|---|---|---|
| 1 | 2 | 3 | 4 | 5 | 6 | 7 | 8 | 9 | 10 |

## Energi

☆ ☆ ☆ ☆ ☆

## Aktivitet

☆ ☆ ☆ ☆ ☆

## Søvn

☆ ☆ ☆ ☆ ☆

| Andre symptomer | Utløsere | Hjelpetiltak |
|-----------------|----------|--------------|
|                 |          |              |
|                 |          |              |
|                 |          |              |
|                 |          |              |

## Kommentarer

# Smerte Loggbok

| Dato :- | | Man | Tir | Ons | Tor | Fre | Lør | Sø |
|---|---|---|---|---|---|---|---|---|

## Smerteområde

| Start | Slutt | Kroppssted | |
|---|---|---|---|
| | | | |
| Varighet | | Foran | Bak |
| | | Venstre | Høyre |

### Alvorlighetsgrad

| 1 | 2 | 3 | 4 | 5 | 6 | 7 | 8 | 9 | 10 |
|---|---|---|---|---|---|---|---|---|---|

| Start | Slutt | Kroppssted | |
|---|---|---|---|
| | | | |
| Varighet | | Foran | Bak |
| | | Venstre | Høyre |

### Alvorlighetsgrad

| 1 | 2 | 3 | 4 | 5 | 6 | 7 | 8 | 9 | 10 |
|---|---|---|---|---|---|---|---|---|---|

| Start | Slutt | Kroppssted | |
|---|---|---|---|
| | | | |
| Varighet | | Foran | Bak |
| | | Venstre | Høyre |

### Alvorlighetsgrad

| 1 | 2 | 3 | 4 | 5 | 6 | 7 | 8 | 9 | 10 |
|---|---|---|---|---|---|---|---|---|---|

## Energi

☆ ☆ ☆ ☆ ☆

## Aktivitet

☆ ☆ ☆ ☆ ☆

## Søvn

☆ ☆ ☆ ☆ ☆

| Andre symptomer | Utløsere | Hjelpetiltak |
|---|---|---|
| | | |
| | | |
| | | |
| | | |

## Kommentarer

# Smerte Loggbok

| Dato :- | | Man | Tir | Ons | Tor | Fre | Lør | Søn |
|---|---|---|---|---|---|---|---|---|

## Smerteområde

| Start | Slutt | | Kroppssted | |
|---|---|---|---|---|
| | | | | |
| Varighet | | | Foran | Bak |
| | | | Venstre | Høyre |

| Alvorlighetsgrad | | | | | | | | | |
|---|---|---|---|---|---|---|---|---|---|
| 1 | 2 | 3 | 4 | 5 | 6 | 7 | 8 | 9 | 10 |

| Start | Slutt | | Kroppssted | |
|---|---|---|---|---|
| | | | | |
| Varighet | | | Foran | Bak |
| | | | Venstre | Høyre |

| Alvorlighetsgrad | | | | | | | | | |
|---|---|---|---|---|---|---|---|---|---|
| 1 | 2 | 3 | 4 | 5 | 6 | 7 | 8 | 9 | 10 |

| Start | Slutt | | Kroppssted | |
|---|---|---|---|---|
| | | | | |
| Varighet | | | Foran | Bak |
| | | | Venstre | Høyre |

| Alvorlighetsgrad | | | | | | | | | |
|---|---|---|---|---|---|---|---|---|---|
| 1 | 2 | 3 | 4 | 5 | 6 | 7 | 8 | 9 | 10 |

## Energi
☆ ☆ ☆ ☆ ☆

## Aktivitet
☆ ☆ ☆ ☆ ☆

## Søvn
☆ ☆ ☆ ☆ ☆

| Andre symptomer | Utløsere | Hjelpetiltak |
|---|---|---|
| | | |
| | | |
| | | |
| | | |

## Kommentarer

# Smerte Loggbok

| Dato :- | | Man | Tir | Ons | Tor | Fre | Lør | Søn |
|---|---|---|---|---|---|---|---|---|

## Smerteområde

| Start | Slutt | Kroppssted | |
|---|---|---|---|
| | | | |
| Varighet | | Foran | Bak |
| | | Venstre | Høyre |

### Alvorlighetsgrad

| 1 | 2 | 3 | 4 | 5 | 6 | 7 | 8 | 9 | 10 |
|---|---|---|---|---|---|---|---|---|---|

| Start | Slutt | Kroppssted | |
|---|---|---|---|
| | | | |
| Varighet | | Foran | Bak |
| | | Venstre | Høyre |

### Alvorlighetsgrad

| 1 | 2 | 3 | 4 | 5 | 6 | 7 | 8 | 9 | 10 |
|---|---|---|---|---|---|---|---|---|---|

| Start | Slutt | Kroppssted | |
|---|---|---|---|
| | | | |
| Varighet | | Foran | Bak |
| | | Venstre | Høyre |

### Alvorlighetsgrad

| 1 | 2 | 3 | 4 | 5 | 6 | 7 | 8 | 9 | 10 |
|---|---|---|---|---|---|---|---|---|---|

### Energi

☆ ☆ ☆ ☆ ☆

### Aktivitet

☆ ☆ ☆ ☆ ☆

### Søvn

☆ ☆ ☆ ☆ ☆

| Andre symptomer | Utløsere | Hjelpetiltak |
|---|---|---|
| | | |
| | | |
| | | |
| | | |

## Kommentarer

# Smerte Loggbok

| Dato :- | Man | Tir | Ons | Tor | Fre | Lør | Søn |
|---|---|---|---|---|---|---|---|
| | | | | | | | |

## Smerteområde

| Start | Slutt | Kroppssted | |
|---|---|---|---|
| | | | |
| Varighet | | Foran | Bak |
| | | Venstre | Høyre |

| Alvorlighetsgrad | | | | | | | | | |
|---|---|---|---|---|---|---|---|---|---|
| 1 | 2 | 3 | 4 | 5 | 6 | 7 | 8 | 9 | 10 |

| Start | Slutt | Kroppssted | |
|---|---|---|---|
| | | | |
| Varighet | | Foran | Bak |
| | | Venstre | Høyre |

| Alvorlighetsgrad | | | | | | | | | |
|---|---|---|---|---|---|---|---|---|---|
| 1 | 2 | 3 | 4 | 5 | 6 | 7 | 8 | 9 | 10 |

| Start | Slutt | Kroppssted | |
|---|---|---|---|
| | | | |
| Varighet | | Foran | Bak |
| | | Venstre | Høyre |

| Alvorlighetsgrad | | | | | | | | | |
|---|---|---|---|---|---|---|---|---|---|
| 1 | 2 | 3 | 4 | 5 | 6 | 7 | 8 | 9 | 10 |

### Energi
☆ ☆ ☆ ☆ ☆

### Aktivitet
☆ ☆ ☆ ☆ ☆

### Søvn
☆ ☆ ☆ ☆ ☆

| Andre symptomer | Utløsere | Hjelpetiltak |
|---|---|---|
| | | |
| | | |
| | | |
| | | |

## Kommentarer

# Smerte Loggbok

| Dato :- | | Man | Tir | Ons | Tor | Fre | Lør | Søn |
|---|---|---|---|---|---|---|---|---|

## Smerteområde

| Start | Slutt | Kroppssted | |
|---|---|---|---|
| | | | |
| Varighet | | Foran | Bak |
| | | Venstre | Høyre |

**Alvorlighetsgrad**

| 1 | 2 | 3 | 4 | 5 | 6 | 7 | 8 | 9 | 10 |
|---|---|---|---|---|---|---|---|---|---|

| Start | Slutt | Kroppssted | |
|---|---|---|---|
| | | | |
| Varighet | | Foran | Bak |
| | | Venstre | Høyre |

**Alvorlighetsgrad**

| 1 | 2 | 3 | 4 | 5 | 6 | 7 | 8 | 9 | 10 |
|---|---|---|---|---|---|---|---|---|---|

| Start | Slutt | Kroppssted | |
|---|---|---|---|
| | | | |
| Varighet | | Foran | Bak |
| | | Venstre | Høyre |

**Alvorlighetsgrad**

| 1 | 2 | 3 | 4 | 5 | 6 | 7 | 8 | 9 | 10 |
|---|---|---|---|---|---|---|---|---|---|

## Energi

☆ ☆ ☆ ☆ ☆

## Aktivitet

☆ ☆ ☆ ☆ ☆

## Søvn

☆ ☆ ☆ ☆ ☆

| Andre symptomer | Utløsere | Hjelpetiltak |
|---|---|---|
| | | |
| | | |
| | | |
| | | |

**Kommentarer**

# Smerte Loggbok

| Dato :- | | Man | Tir | Ons | Tor | Fre | Lør | Søn |
|---|---|---|---|---|---|---|---|---|

## Smerteområde

| Start | Slutt |
|---|---|
| | |

| Varighet |
|---|
| |

| Kroppssted | |
|---|---|
| | |
| Foran | Bak |
| Venstre | Høyre |

| Alvorlighetsgrad | | | | | | | | | |
|---|---|---|---|---|---|---|---|---|---|
| 1 | 2 | 3 | 4 | 5 | 6 | 7 | 8 | 9 | 10 |

| Start | Slutt |
|---|---|
| | |

| Varighet |
|---|
| |

| Kroppssted | |
|---|---|
| | |
| Foran | Bak |
| Venstre | Høyre |

| Alvorlighetsgrad | | | | | | | | | |
|---|---|---|---|---|---|---|---|---|---|
| 1 | 2 | 3 | 4 | 5 | 6 | 7 | 8 | 9 | 10 |

| Start | Slutt |
|---|---|
| | |

| Varighet |
|---|
| |

| Kroppssted | |
|---|---|
| | |
| Foran | Bak |
| Venstre | Høyre |

| Alvorlighetsgrad | | | | | | | | | |
|---|---|---|---|---|---|---|---|---|---|
| 1 | 2 | 3 | 4 | 5 | 6 | 7 | 8 | 9 | 10 |

## Energi

☆ ☆ ☆ ☆ ☆

## Aktivitet

☆ ☆ ☆ ☆ ☆

## Søvn

☆ ☆ ☆ ☆ ☆

| Andre symptomer | Utløsere | Hjelpetiltak |
|---|---|---|
| | | |
| | | |
| | | |
| | | |

## Kommentarer

# Smerte Loggbok

| Dato :- | | Man | Tir | Ons | Tor | Fre | Lør | Sø |

## Smerteområde

| Start | Slutt | | Kroppssted | |
|---|---|---|---|---|
| | | | | |
| Varighet | | | Foran | Bak |
| | | | Venstre | Høyre |

### Alvorlighetsgrad

| 1 | 2 | 3 | 4 | 5 | 6 | 7 | 8 | 9 | 10 |

| Start | Slutt | | Kroppssted | |
|---|---|---|---|---|
| | | | | |
| Varighet | | | Foran | Bak |
| | | | Venstre | Høyre |

### Alvorlighetsgrad

| 1 | 2 | 3 | 4 | 5 | 6 | 7 | 8 | 9 | 10 |

| Start | Slutt | | Kroppssted | |
|---|---|---|---|---|
| | | | | |
| Varighet | | | Foran | Bak |
| | | | Venstre | Høyre |

### Alvorlighetsgrad

| 1 | 2 | 3 | 4 | 5 | 6 | 7 | 8 | 9 | 10 |

## Energi

☆ ☆ ☆ ☆ ☆

## Aktivitet

☆ ☆ ☆ ☆ ☆

## Søvn

☆ ☆ ☆ ☆ ☆

| Andre symptomer | Utløsere | Hjelpetiltak |
|---|---|---|
| | | |
| | | |
| | | |
| | | |

## Kommentarer

# Smerte Loggbok

**Dato :-** ___________________

| Man | Tir | Ons | Tor | Fre | Lør | Søn |
|-----|-----|-----|-----|-----|-----|-----|
|     |     |     |     |     |     |     |

## Smerteområde

| Start | Slutt |
|-------|-------|
|       |       |

| Varighet |
|----------|
|          |

| Kroppssted | |
|------------|---|
| | |
| Foran | Bak |
| Venstre | Høyre |

### Alvorlighetsgrad

| 1 | 2 | 3 | 4 | 5 | 6 | 7 | 8 | 9 | 10 |
|---|---|---|---|---|---|---|---|---|----|

| Start | Slutt |
|-------|-------|
|       |       |

| Varighet |
|----------|
|          |

| Kroppssted | |
|------------|---|
| | |
| Foran | Bak |
| Venstre | Høyre |

### Alvorlighetsgrad

| 1 | 2 | 3 | 4 | 5 | 6 | 7 | 8 | 9 | 10 |
|---|---|---|---|---|---|---|---|---|----|

| Start | Slutt |
|-------|-------|
|       |       |

| Varighet |
|----------|
|          |

| Kroppssted | |
|------------|---|
| | |
| Foran | Bak |
| Venstre | Høyre |

### Alvorlighetsgrad

| 1 | 2 | 3 | 4 | 5 | 6 | 7 | 8 | 9 | 10 |
|---|---|---|---|---|---|---|---|---|----|

## Energi
☆ ☆ ☆ ☆ ☆

## Aktivitet
☆ ☆ ☆ ☆ ☆

## Søvn
☆ ☆ ☆ ☆ ☆

| Andre symptomer | Utløsere | Hjelpetiltak |
|-----------------|----------|--------------|
|                 |          |              |
|                 |          |              |
|                 |          |              |
|                 |          |              |

## Kommentarer

# Smerte Loggbok

| Dato :- | | Man | Tir | Ons | Tor | Fre | Lør | Søn |
|---|---|---|---|---|---|---|---|---|

## Smerteområde

| Start | Slutt | Kroppssted | |
|---|---|---|---|
| | | Foran | Bak |
| Varighet | | Venstre | Høyre |
| | | | |

**Alvorlighetsgrad**

| 1 | 2 | 3 | 4 | 5 | 6 | 7 | 8 | 9 | 10 |
|---|---|---|---|---|---|---|---|---|---|

| Start | Slutt | Kroppssted | |
|---|---|---|---|
| | | Foran | Bak |
| Varighet | | Venstre | Høyre |
| | | | |

**Alvorlighetsgrad**

| 1 | 2 | 3 | 4 | 5 | 6 | 7 | 8 | 9 | 10 |
|---|---|---|---|---|---|---|---|---|---|

| Start | Slutt | Kroppssted | |
|---|---|---|---|
| | | Foran | Bak |
| Varighet | | Venstre | Høyre |
| | | | |

**Alvorlighetsgrad**

| 1 | 2 | 3 | 4 | 5 | 6 | 7 | 8 | 9 | 10 |
|---|---|---|---|---|---|---|---|---|---|

## Energi

☆ ☆ ☆ ☆ ☆

## Aktivitet

☆ ☆ ☆ ☆ ☆

## Søvn

☆ ☆ ☆ ☆ ☆

| Andre symptomer | Utløsere | Hjelpetiltak |
|---|---|---|
| | | |
| | | |
| | | |
| | | |

## Kommentarer

# Smerte Loggbok

**Dato :-** | Man | Tir | Ons | Tor | Fre | Lør | Søn

## Smerteområde

### Energi
☆ ☆ ☆ ☆ ☆

### Aktivitet
☆ ☆ ☆ ☆ ☆

### Søvn
☆ ☆ ☆ ☆ ☆

| Start | Slutt |
| --- | --- |
| | |

| Varighet | |
| --- | --- |
| | |

| Kroppssted | |
| --- | --- |
| | |
| Foran | Bak |
| Venstre | Høyre |

### Alvorlighetsgrad

| 1 | 2 | 3 | 4 | 5 | 6 | 7 | 8 | 9 | 10 |
| --- | --- | --- | --- | --- | --- | --- | --- | --- | --- |

| Start | Slutt |
| --- | --- |
| | |

| Varighet | |
| --- | --- |
| | |

| Kroppssted | |
| --- | --- |
| | |
| Foran | Bak |
| Venstre | Høyre |

### Alvorlighetsgrad

| 1 | 2 | 3 | 4 | 5 | 6 | 7 | 8 | 9 | 10 |
| --- | --- | --- | --- | --- | --- | --- | --- | --- | --- |

| Start | Slutt |
| --- | --- |
| | |

| Varighet | |
| --- | --- |
| | |

| Kroppssted | |
| --- | --- |
| | |
| Foran | Bak |
| Venstre | Høyre |

### Alvorlighetsgrad

| 1 | 2 | 3 | 4 | 5 | 6 | 7 | 8 | 9 | 10 |
| --- | --- | --- | --- | --- | --- | --- | --- | --- | --- |

| Andre symptomer | Utløsere | Hjelpetiltak |
| --- | --- | --- |
| | | |
| | | |
| | | |
| | | |

## Kommentarer

# Smerte Loggbok

| Dato :- | | Man | Tir | Ons | Tor | Fre | Lør | Søn |
|---|---|---|---|---|---|---|---|---|
| | | | | | | | | |

## Smerteområde

| Start | Slutt |
|---|---|
| | |

| Varighet |
|---|
| |

| Kroppssted | |
|---|---|
| Foran | Bak |
| Venstre | Høyre |

### Alvorlighetsgrad

| 1 | 2 | 3 | 4 | 5 | 6 | 7 | 8 | 9 | 10 |
|---|---|---|---|---|---|---|---|---|---|

| Start | Slutt |
|---|---|
| | |

| Varighet |
|---|
| |

| Kroppssted | |
|---|---|
| Foran | Bak |
| Venstre | Høyre |

### Alvorlighetsgrad

| 1 | 2 | 3 | 4 | 5 | 6 | 7 | 8 | 9 | 10 |
|---|---|---|---|---|---|---|---|---|---|

| Start | Slutt |
|---|---|
| | |

| Varighet |
|---|
| |

| Kroppssted | |
|---|---|
| Foran | Bak |
| Venstre | Høyre |

### Alvorlighetsgrad

| 1 | 2 | 3 | 4 | 5 | 6 | 7 | 8 | 9 | 10 |
|---|---|---|---|---|---|---|---|---|---|

## Energi

☆ ☆ ☆ ☆ ☆

## Aktivitet

☆ ☆ ☆ ☆ ☆

## Søvn

☆ ☆ ☆ ☆ ☆

| Andre symptomer | Utløsere | Hjelpetiltak |
|---|---|---|
| | | |
| | | |
| | | |
| | | |

## Kommentarer

# Smerte Loggbok

| Dato :- | Man | Tir | Ons | Tor | Fre | Lør | Søn |
|---|---|---|---|---|---|---|---|

## Smerteområde

| Start | Slutt | Kroppssted | |
|---|---|---|---|
| | | | |
| Varighet | | Foran | Bak |
| | | Venstre | Høyre |

### Alvorlighetsgrad

| 1 | 2 | 3 | 4 | 5 | 6 | 7 | 8 | 9 | 10 |
|---|---|---|---|---|---|---|---|---|---|

| Start | Slutt | Kroppssted | |
|---|---|---|---|
| | | | |
| Varighet | | Foran | Bak |
| | | Venstre | Høyre |

### Alvorlighetsgrad

| 1 | 2 | 3 | 4 | 5 | 6 | 7 | 8 | 9 | 10 |
|---|---|---|---|---|---|---|---|---|---|

| Start | Slutt | Kroppssted | |
|---|---|---|---|
| | | | |
| Varighet | | Foran | Bak |
| | | Venstre | Høyre |

### Alvorlighetsgrad

| 1 | 2 | 3 | 4 | 5 | 6 | 7 | 8 | 9 | 10 |
|---|---|---|---|---|---|---|---|---|---|

## Energi

☆ ☆ ☆ ☆ ☆

## Aktivitet

☆ ☆ ☆ ☆ ☆

## Søvn

☆ ☆ ☆ ☆ ☆

| Andre symptomer | Utløsere | Hjelpetiltak |
|---|---|---|
| | | |
| | | |
| | | |
| | | |

## Kommentarer

# Smerte Loggbok

| Dato :- | | Man | Tir | Ons | Tor | Fre | Lør | Sø |
|---|---|---|---|---|---|---|---|---|

## Smerteområde

| Start | Slutt | Kroppssted | |
|---|---|---|---|
| | | Foran | Bak |
| Varighet | | Venstre | Høyre |
| | | | |

### Alvorlighetsgrad

| 1 | 2 | 3 | 4 | 5 | 6 | 7 | 8 | 9 | 10 |
|---|---|---|---|---|---|---|---|---|---|

| Start | Slutt | Kroppssted | |
|---|---|---|---|
| | | Foran | Bak |
| Varighet | | Venstre | Høyre |
| | | | |

### Alvorlighetsgrad

| 1 | 2 | 3 | 4 | 5 | 6 | 7 | 8 | 9 | 10 |
|---|---|---|---|---|---|---|---|---|---|

| Start | Slutt | Kroppssted | |
|---|---|---|---|
| | | Foran | Bak |
| Varighet | | Venstre | Høyre |
| | | | |

### Alvorlighetsgrad

| 1 | 2 | 3 | 4 | 5 | 6 | 7 | 8 | 9 | 10 |
|---|---|---|---|---|---|---|---|---|---|

## Energi

☆ ☆ ☆ ☆ ☆

## Aktivitet

☆ ☆ ☆ ☆ ☆

## Søvn

☆ ☆ ☆ ☆ ☆

| Andre symptomer | Utløsere | Hjelpetiltak |
|---|---|---|
| | | |
| | | |
| | | |
| | | |

## Kommentarer

# Smerte Loggbok

**Dato :-** | Man | Tir | Ons | Tor | Fre | Lør | Søn

## Smerteområde

| Start | Slutt |
|---|---|
|  |  |

| Varighet |
|---|
|  |

| Kroppssted |
|---|
|  |

| Foran | Bak |
|---|---|
| Venstre | Høyre |

### Alvorlighetsgrad

| 1 | 2 | 3 | 4 | 5 | 6 | 7 | 8 | 9 | 10 |
|---|---|---|---|---|---|---|---|---|---|

| Start | Slutt |
|---|---|
|  |  |

| Varighet |
|---|
|  |

| Kroppssted |
|---|
|  |

| Foran | Bak |
|---|---|
| Venstre | Høyre |

### Alvorlighetsgrad

| 1 | 2 | 3 | 4 | 5 | 6 | 7 | 8 | 9 | 10 |
|---|---|---|---|---|---|---|---|---|---|

| Start | Slutt |
|---|---|
|  |  |

| Varighet |
|---|
|  |

| Kroppssted |
|---|
|  |

| Foran | Bak |
|---|---|
| Venstre | Høyre |

### Alvorlighetsgrad

| 1 | 2 | 3 | 4 | 5 | 6 | 7 | 8 | 9 | 10 |
|---|---|---|---|---|---|---|---|---|---|

### Energi
☆ ☆ ☆ ☆ ☆

### Aktivitet
☆ ☆ ☆ ☆ ☆

### Søvn
☆ ☆ ☆ ☆ ☆

| Andre symptomer | Utløsere | Hjelpetiltak |
|---|---|---|
|  |  |  |
|  |  |  |
|  |  |  |
|  |  |  |

## Kommentarer

# Smerte Loggbok

| Dato :- | | Man | Tir | Ons | Tor | Fre | Lør | Søn |
|---|---|---|---|---|---|---|---|---|
| | | | | | | | | |

## Smerteområde

| Start | Slutt | Kroppssted | |
|---|---|---|---|
| | | | |
| Varighet | | Foran | Bak |
| | | Venstre | Høyre |

**Alvorlighetsgrad**

| 1 | 2 | 3 | 4 | 5 | 6 | 7 | 8 | 9 | 10 |
|---|---|---|---|---|---|---|---|---|---|
| | | | | | | | | | |

| Start | Slutt | Kroppssted | |
|---|---|---|---|
| | | | |
| Varighet | | Foran | Bak |
| | | Venstre | Høyre |

**Alvorlighetsgrad**

| 1 | 2 | 3 | 4 | 5 | 6 | 7 | 8 | 9 | 10 |
|---|---|---|---|---|---|---|---|---|---|
| | | | | | | | | | |

| Start | Slutt | Kroppssted | |
|---|---|---|---|
| | | | |
| Varighet | | Foran | Bak |
| | | Venstre | Høyre |

**Alvorlighetsgrad**

| 1 | 2 | 3 | 4 | 5 | 6 | 7 | 8 | 9 | 10 |
|---|---|---|---|---|---|---|---|---|---|
| | | | | | | | | | |

## Energi

☆ ☆ ☆ ☆ ☆

## Aktivitet

☆ ☆ ☆ ☆ ☆

## Søvn

☆ ☆ ☆ ☆ ☆

| Andre symptomer | Utløsere | Hjelpetiltak |
|---|---|---|
| | | |
| | | |
| | | |
| | | |

| Kommentarer |
|---|
| |
| |

# Smerte Loggbok

| Dato :- | Man | Tir | Ons | Tor | Fre | Lør | Søn |
|---|---|---|---|---|---|---|---|
| | | | | | | | |

## Smerteområde

| Start | Slutt | Kroppssted | |
|---|---|---|---|
| | | | |
| Varighet | | Foran | Bak |
| | | Venstre | Høyre |

| Alvorlighetsgrad | | | | | | | | | |
|---|---|---|---|---|---|---|---|---|---|
| 1 | 2 | 3 | 4 | 5 | 6 | 7 | 8 | 9 | 10 |

| Start | Slutt | Kroppssted | |
|---|---|---|---|
| | | | |
| Varighet | | Foran | Bak |
| | | Venstre | Høyre |

| Alvorlighetsgrad | | | | | | | | | |
|---|---|---|---|---|---|---|---|---|---|
| 1 | 2 | 3 | 4 | 5 | 6 | 7 | 8 | 9 | 10 |

| Start | Slutt | Kroppssted | |
|---|---|---|---|
| | | | |
| Varighet | | Foran | Bak |
| | | Venstre | Høyre |

| Alvorlighetsgrad | | | | | | | | | |
|---|---|---|---|---|---|---|---|---|---|
| 1 | 2 | 3 | 4 | 5 | 6 | 7 | 8 | 9 | 10 |

### Energi
☆ ☆ ☆ ☆ ☆

### Aktivitet
☆ ☆ ☆ ☆ ☆

### Søvn
☆ ☆ ☆ ☆ ☆

| Andre symptomer | Utløsere | Hjelpetiltak |
|---|---|---|
| | | |
| | | |
| | | |
| | | |

| Kommentarer |
|---|
| |
| |
| |

# Smerte Loggbok

| Dato :- | | Man | Tir | Ons | Tor | Fre | Lør | Søn |
|---------|---|-----|-----|-----|-----|-----|-----|-----|

## Smerteområde

| Start | Slutt | Kroppssted | |
|-------|-------|-----------|---|
| | | | |
| Varighet | | Foran | Bak |
| | | Venstre | Høyre |

**Alvorlighetsgrad**

| 1 | 2 | 3 | 4 | 5 | 6 | 7 | 8 | 9 | 10 |
|---|---|---|---|---|---|---|---|---|----|

| Start | Slutt | Kroppssted | |
|-------|-------|-----------|---|
| | | | |
| Varighet | | Foran | Bak |
| | | Venstre | Høyre |

**Alvorlighetsgrad**

| 1 | 2 | 3 | 4 | 5 | 6 | 7 | 8 | 9 | 10 |
|---|---|---|---|---|---|---|---|---|----|

| Start | Slutt | Kroppssted | |
|-------|-------|-----------|---|
| | | | |
| Varighet | | Foran | Bak |
| | | Venstre | Høyre |

**Alvorlighetsgrad**

| 1 | 2 | 3 | 4 | 5 | 6 | 7 | 8 | 9 | 10 |
|---|---|---|---|---|---|---|---|---|----|

## Energi

☆ ☆ ☆ ☆ ☆

## Aktivitet

☆ ☆ ☆ ☆ ☆

## Søvn

☆ ☆ ☆ ☆ ☆

| Andre symptomer | Utløsere | Hjelpetiltak |
|-----------------|----------|--------------|
| | | |
| | | |
| | | |
| | | |

## Kommentarer

# Smerte Loggbok

| Dato :- | Man | Tir | Ons | Tor | Fre | Lør | Søn |
|---|---|---|---|---|---|---|---|
| | | | | | | | |

## Smerteområde

| Start | Slutt |
|---|---|
| | |

| Varighet |
|---|
| |

| Kroppssted | |
|---|---|
| | |
| Foran | Bak |
| Venstre | Høyre |

| Alvorlighetsgrad | | | | | | | | | |
|---|---|---|---|---|---|---|---|---|---|
| 1 | 2 | 3 | 4 | 5 | 6 | 7 | 8 | 9 | 10 |

| Start | Slutt |
|---|---|
| | |

| Varighet |
|---|
| |

| Kroppssted | |
|---|---|
| | |
| Foran | Bak |
| Venstre | Høyre |

| Alvorlighetsgrad | | | | | | | | | |
|---|---|---|---|---|---|---|---|---|---|
| 1 | 2 | 3 | 4 | 5 | 6 | 7 | 8 | 9 | 10 |

| Start | Slutt |
|---|---|
| | |

| Varighet |
|---|
| |

| Kroppssted | |
|---|---|
| | |
| Foran | Bak |
| Venstre | Høyre |

| Alvorlighetsgrad | | | | | | | | | |
|---|---|---|---|---|---|---|---|---|---|
| 1 | 2 | 3 | 4 | 5 | 6 | 7 | 8 | 9 | 10 |

## Energi

☆ ☆ ☆ ☆ ☆

## Aktivitet

☆ ☆ ☆ ☆ ☆

## Søvn

☆ ☆ ☆ ☆ ☆

| Andre symptomer | Utløsere | Hjelpetiltak |
|---|---|---|
| | | |
| | | |
| | | |
| | | |

## Kommentarer

| |
|---|
| |
| |
| |

# Smerte Loggbok

| Dato :- | | Man | Tir | Ons | Tor | Fre | Lør | Sø |

## Smerteområde

| Start | Slutt | | Kroppssted | |
|---|---|---|---|---|
| | | | | |
| Varighet | | | Foran | Bak |
| | | | Venstre | Høyre |

### Alvorlighetsgrad

| 1 | 2 | 3 | 4 | 5 | 6 | 7 | 8 | 9 | 10 |

| Start | Slutt | | Kroppssted | |
|---|---|---|---|---|
| | | | | |
| Varighet | | | Foran | Bak |
| | | | Venstre | Høyre |

### Alvorlighetsgrad

| 1 | 2 | 3 | 4 | 5 | 6 | 7 | 8 | 9 | 10 |

| Start | Slutt | | Kroppssted | |
|---|---|---|---|---|
| | | | | |
| Varighet | | | Foran | Bak |
| | | | Venstre | Høyre |

### Alvorlighetsgrad

| 1 | 2 | 3 | 4 | 5 | 6 | 7 | 8 | 9 | 10 |

## Energi

☆ ☆ ☆ ☆ ☆

## Aktivitet

☆ ☆ ☆ ☆ ☆

## Søvn

☆ ☆ ☆ ☆ ☆

| Andre symptomer | Utløsere | Hjelpetiltak |
|---|---|---|
| | | |
| | | |
| | | |
| | | |

## Kommentarer

# Smerte Loggbok

| Dato :- | | Man | Tir | Ons | Tor | Fre | Lør | Søn |
| --- | --- | --- | --- | --- | --- | --- | --- | --- |
| | | | | | | | | |

## Smerteområde

| Start | Slutt |
| --- | --- |
| | |
| Varighet | |
| | |

| Kroppssted | |
| --- | --- |
| | |
| Foran | Bak |
| Venstre | Høyre |

### Alvorlighetsgrad

| 1 | 2 | 3 | 4 | 5 | 6 | 7 | 8 | 9 | 10 |
| --- | --- | --- | --- | --- | --- | --- | --- | --- | --- |

| Start | Slutt |
| --- | --- |
| | |
| Varighet | |
| | |

| Kroppssted | |
| --- | --- |
| | |
| Foran | Bak |
| Venstre | Høyre |

### Alvorlighetsgrad

| 1 | 2 | 3 | 4 | 5 | 6 | 7 | 8 | 9 | 10 |
| --- | --- | --- | --- | --- | --- | --- | --- | --- | --- |

| Start | Slutt |
| --- | --- |
| | |
| Varighet | |
| | |

| Kroppssted | |
| --- | --- |
| | |
| Foran | Bak |
| Venstre | Høyre |

### Alvorlighetsgrad

| 1 | 2 | 3 | 4 | 5 | 6 | 7 | 8 | 9 | 10 |
| --- | --- | --- | --- | --- | --- | --- | --- | --- | --- |

## Energi

☆ ☆ ☆ ☆ ☆

## Aktivitet

☆ ☆ ☆ ☆ ☆

## Søvn

☆ ☆ ☆ ☆ ☆

| Andre symptomer | Utløsere | Hjelpetiltak |
| --- | --- | --- |
| | | |
| | | |
| | | |
| | | |

## Kommentarer

# Smerte Loggbok

| Dato :- | | Man | Tir | Ons | Tor | Fre | Lør | Søn |
|---|---|---|---|---|---|---|---|---|

## Smerteområde

| Start | Slutt | Kroppssted | |
|---|---|---|---|
| | | | |
| Varighet | | Foran | Bak |
| | | Venstre | Høyre |

### Alvorlighetsgrad

| 1 | 2 | 3 | 4 | 5 | 6 | 7 | 8 | 9 | 10 |
|---|---|---|---|---|---|---|---|---|---|

| Start | Slutt | Kroppssted | |
|---|---|---|---|
| | | | |
| Varighet | | Foran | Bak |
| | | Venstre | Høyre |

### Alvorlighetsgrad

| 1 | 2 | 3 | 4 | 5 | 6 | 7 | 8 | 9 | 10 |
|---|---|---|---|---|---|---|---|---|---|

| Start | Slutt | Kroppssted | |
|---|---|---|---|
| | | | |
| Varighet | | Foran | Bak |
| | | Venstre | Høyre |

### Alvorlighetsgrad

| 1 | 2 | 3 | 4 | 5 | 6 | 7 | 8 | 9 | 10 |
|---|---|---|---|---|---|---|---|---|---|

## Energi

☆ ☆ ☆ ☆ ☆

## Aktivitet

☆ ☆ ☆ ☆ ☆

## Søvn

☆ ☆ ☆ ☆ ☆

| Andre symptomer | Utløsere | Hjelpetiltak |
|---|---|---|
| | | |
| | | |
| | | |
| | | |

## Kommentarer

# Smerte Loggbok

**Dato :-** | Man | Tir | Ons | Tor | Fre | Lør | Søn

## Smerteområde

| Start | Slutt |
|---|---|
| | |

| Varighet | |
|---|---|
| | |

| Kroppssted | |
|---|---|
| | |
| Foran | Bak |
| Venstre | Høyre |

### Alvorlighetsgrad

| 1 | 2 | 3 | 4 | 5 | 6 | 7 | 8 | 9 | 10 |
|---|---|---|---|---|---|---|---|---|---|

| Start | Slutt |
|---|---|
| | |

| Varighet | |
|---|---|
| | |

| Kroppssted | |
|---|---|
| | |
| Foran | Bak |
| Venstre | Høyre |

### Alvorlighetsgrad

| 1 | 2 | 3 | 4 | 5 | 6 | 7 | 8 | 9 | 10 |
|---|---|---|---|---|---|---|---|---|---|

| Start | Slutt |
|---|---|
| | |

| Varighet | |
|---|---|
| | |

| Kroppssted | |
|---|---|
| | |
| Foran | Bak |
| Venstre | Høyre |

### Alvorlighetsgrad

| 1 | 2 | 3 | 4 | 5 | 6 | 7 | 8 | 9 | 10 |
|---|---|---|---|---|---|---|---|---|---|

## Energi

☆ ☆ ☆ ☆ ☆

## Aktivitet

☆ ☆ ☆ ☆ ☆

## Søvn

☆ ☆ ☆ ☆ ☆

| Andre symptomer | Utløsere | Hjelpetiltak |
|---|---|---|
| | | |
| | | |
| | | |
| | | |

## Kommentarer

# Smerte Loggbok

| Dato :- | | Man | Tir | Ons | Tor | Fre | Lør | Søn |
|---|---|---|---|---|---|---|---|---|
| | | | | | | | | |

## Smerteområde

| Start | Slutt | Kroppssted | |
|---|---|---|---|
| | | | |
| Varighet | | Foran | Bak |
| | | Venstre | Høyre |

**Alvorlighetsgrad**

| 1 | 2 | 3 | 4 | 5 | 6 | 7 | 8 | 9 | 10 |
|---|---|---|---|---|---|---|---|---|---|

| Start | Slutt | Kroppssted | |
|---|---|---|---|
| | | | |
| Varighet | | Foran | Bak |
| | | Venstre | Høyre |

**Alvorlighetsgrad**

| 1 | 2 | 3 | 4 | 5 | 6 | 7 | 8 | 9 | 10 |
|---|---|---|---|---|---|---|---|---|---|

| Start | Slutt | Kroppssted | |
|---|---|---|---|
| | | | |
| Varighet | | Foran | Bak |
| | | Venstre | Høyre |

**Alvorlighetsgrad**

| 1 | 2 | 3 | 4 | 5 | 6 | 7 | 8 | 9 | 10 |
|---|---|---|---|---|---|---|---|---|---|

## Energi

☆ ☆ ☆ ☆ ☆

## Aktivitet

☆ ☆ ☆ ☆ ☆

## Søvn

☆ ☆ ☆ ☆ ☆

| Andre symptomer | Utløsere | Hjelpetiltak |
|---|---|---|
| | | |
| | | |
| | | |
| | | |

## Kommentarer

# Smerte Loggbok

| Dato :- | | Man | Tir | Ons | Tor | Fre | Lør | Søn |
|---|---|---|---|---|---|---|---|---|

## Smerteområde

| Start | Slutt |
|---|---|
| | |

| Varighet |
|---|
| |

| Kroppssted | |
|---|---|
| | |
| Foran | Bak |
| Venstre | Høyre |

| Alvorlighetsgrad | | | | | | | | | |
|---|---|---|---|---|---|---|---|---|---|
| 1 | 2 | 3 | 4 | 5 | 6 | 7 | 8 | 9 | 10 |

| Start | Slutt |
|---|---|
| | |

| Varighet |
|---|
| |

| Kroppssted | |
|---|---|
| | |
| Foran | Bak |
| Venstre | Høyre |

| Alvorlighetsgrad | | | | | | | | | |
|---|---|---|---|---|---|---|---|---|---|
| 1 | 2 | 3 | 4 | 5 | 6 | 7 | 8 | 9 | 10 |

| Start | Slutt |
|---|---|
| | |

| Varighet |
|---|
| |

| Kroppssted | |
|---|---|
| | |
| Foran | Bak |
| Venstre | Høyre |

| Alvorlighetsgrad | | | | | | | | | |
|---|---|---|---|---|---|---|---|---|---|
| 1 | 2 | 3 | 4 | 5 | 6 | 7 | 8 | 9 | 10 |

## Energi

☆ ☆ ☆ ☆ ☆

## Aktivitet

☆ ☆ ☆ ☆ ☆

## Søvn

☆ ☆ ☆ ☆ ☆

| Andre symptomer | Utløsere | Hjelpetiltak |
|---|---|---|
| | | |
| | | |
| | | |
| | | |

## Kommentarer

# Smerte Loggbok

| Dato :- | Man | Tir | Ons | Tor | Fre | Lør | Sø |
|---|---|---|---|---|---|---|---|
|  |  |  |  |  |  |  |  |

## Smerteområde

| Start | Slutt | Kroppssted | |
|---|---|---|---|
|  |  |  |  |
| Varighet | | Foran | Bak |
|  |  | Venstre | Høyre |

### Alvorlighetsgrad

| 1 | 2 | 3 | 4 | 5 | 6 | 7 | 8 | 9 | 10 |
|---|---|---|---|---|---|---|---|---|---|

| Start | Slutt | Kroppssted | |
|---|---|---|---|
|  |  |  |  |
| Varighet | | Foran | Bak |
|  |  | Venstre | Høyre |

### Alvorlighetsgrad

| 1 | 2 | 3 | 4 | 5 | 6 | 7 | 8 | 9 | 10 |
|---|---|---|---|---|---|---|---|---|---|

| Start | Slutt | Kroppssted | |
|---|---|---|---|
|  |  |  |  |
| Varighet | | Foran | Bak |
|  |  | Venstre | Høyre |

### Alvorlighetsgrad

| 1 | 2 | 3 | 4 | 5 | 6 | 7 | 8 | 9 | 10 |
|---|---|---|---|---|---|---|---|---|---|

## Energi

☆ ☆ ☆ ☆ ☆

## Aktivitet

☆ ☆ ☆ ☆ ☆

## Søvn

☆ ☆ ☆ ☆ ☆

| Andre symptomer | Utløsere | Hjelpetiltak |
|---|---|---|
|  |  |  |
|  |  |  |
|  |  |  |
|  |  |  |

## Kommentarer

|  |
|---|
|  |
|  |

# Smerte Loggbok

| Dato :- | Man | Tir | Ons | Tor | Fre | Lør | Søn |
|---|---|---|---|---|---|---|---|
| | | | | | | | |

## Smerteområde

| Start | Slutt |
|---|---|
| | |

| Varighet |
|---|
| |

| Kroppssted | |
|---|---|
| | |
| Foran | Bak |
| Venstre | Høyre |

| Alvorlighetsgrad | | | | | | | | | |
|---|---|---|---|---|---|---|---|---|---|
| 1 | 2 | 3 | 4 | 5 | 6 | 7 | 8 | 9 | 10 |

| Start | Slutt |
|---|---|
| | |

| Varighet |
|---|
| |

| Kroppssted | |
|---|---|
| | |
| Foran | Bak |
| Venstre | Høyre |

| Alvorlighetsgrad | | | | | | | | | |
|---|---|---|---|---|---|---|---|---|---|
| 1 | 2 | 3 | 4 | 5 | 6 | 7 | 8 | 9 | 10 |

| Start | Slutt |
|---|---|
| | |

| Varighet |
|---|
| |

| Kroppssted | |
|---|---|
| | |
| Foran | Bak |
| Venstre | Høyre |

| Alvorlighetsgrad | | | | | | | | | |
|---|---|---|---|---|---|---|---|---|---|
| 1 | 2 | 3 | 4 | 5 | 6 | 7 | 8 | 9 | 10 |

## Energi

☆ ☆ ☆ ☆ ☆

## Aktivitet

☆ ☆ ☆ ☆ ☆

## Søvn

☆ ☆ ☆ ☆ ☆

| Andre symptomer | Utløsere | Hjelpetiltak |
|---|---|---|
| | | |
| | | |
| | | |
| | | |

## Kommentarer

# Smerte Loggbok

| Dato :- | | Man | Tir | Ons | Tor | Fre | Lør | Søn |
|---|---|---|---|---|---|---|---|---|

## Smerteområde

| Start | Slutt | Kroppssted | |
|---|---|---|---|
| | | | |
| Varighet | | Foran | Bak |
| | | Venstre | Høyre |

### Alvorlighetsgrad

| 1 | 2 | 3 | 4 | 5 | 6 | 7 | 8 | 9 | 10 |
|---|---|---|---|---|---|---|---|---|---|

| Start | Slutt | Kroppssted | |
|---|---|---|---|
| | | | |
| Varighet | | Foran | Bak |
| | | Venstre | Høyre |

### Alvorlighetsgrad

| 1 | 2 | 3 | 4 | 5 | 6 | 7 | 8 | 9 | 10 |
|---|---|---|---|---|---|---|---|---|---|

| Start | Slutt | Kroppssted | |
|---|---|---|---|
| | | | |
| Varighet | | Foran | Bak |
| | | Venstre | Høyre |

### Alvorlighetsgrad

| 1 | 2 | 3 | 4 | 5 | 6 | 7 | 8 | 9 | 10 |
|---|---|---|---|---|---|---|---|---|---|

## Energi

☆ ☆ ☆ ☆ ☆

## Aktivitet

☆ ☆ ☆ ☆ ☆

## Søvn

☆ ☆ ☆ ☆ ☆

| Andre symptomer | Utløsere | Hjelpetiltak |
|---|---|---|
| | | |
| | | |
| | | |
| | | |

## Kommentarer

# Smerte Loggbok

| Dato :- | Man | Tir | Ons | Tor | Fre | Lør | Søn |
|---|---|---|---|---|---|---|---|
| | | | | | | | |

## Smerteområde

| Start | Slutt |
|---|---|
| | |

| Varighet |
|---|
| |

| Kroppssted |
|---|
| |

| Foran | Bak |
|---|---|
| Venstre | Høyre |

| Alvorlighetsgrad | | | | | | | | | |
|---|---|---|---|---|---|---|---|---|---|
| 1 | 2 | 3 | 4 | 5 | 6 | 7 | 8 | 9 | 10 |

| Start | Slutt |
|---|---|
| | |

| Varighet |
|---|
| |

| Kroppssted |
|---|
| |

| Foran | Bak |
|---|---|
| Venstre | Høyre |

| Alvorlighetsgrad | | | | | | | | | |
|---|---|---|---|---|---|---|---|---|---|
| 1 | 2 | 3 | 4 | 5 | 6 | 7 | 8 | 9 | 10 |

| Start | Slutt |
|---|---|
| | |

| Varighet |
|---|
| |

| Kroppssted |
|---|
| |

| Foran | Bak |
|---|---|
| Venstre | Høyre |

| Alvorlighetsgrad | | | | | | | | | |
|---|---|---|---|---|---|---|---|---|---|
| 1 | 2 | 3 | 4 | 5 | 6 | 7 | 8 | 9 | 10 |

## Energi

☆ ☆ ☆ ☆ ☆

## Aktivitet

☆ ☆ ☆ ☆ ☆

## Søvn

☆ ☆ ☆ ☆ ☆

| Andre symptomer | Utløsere | Hjelpetiltak |
|---|---|---|
| | | |
| | | |
| | | |
| | | |

## Kommentarer

# Smerte Loggbok

| Dato :- | | Man | Tir | Ons | Tor | Fre | Lør | Søn |
|---|---|---|---|---|---|---|---|---|

## Smerteområde

| Start | Slutt | Kroppssted | |
|---|---|---|---|
| | | | |
| Varighet | | Foran | Bak |
| | | Venstre | Høyre |

### Alvorlighetsgrad

| 1 | 2 | 3 | 4 | 5 | 6 | 7 | 8 | 9 | 10 |
|---|---|---|---|---|---|---|---|---|---|

| Start | Slutt | Kroppssted | |
|---|---|---|---|
| | | | |
| Varighet | | Foran | Bak |
| | | Venstre | Høyre |

### Alvorlighetsgrad

| 1 | 2 | 3 | 4 | 5 | 6 | 7 | 8 | 9 | 10 |
|---|---|---|---|---|---|---|---|---|---|

| Start | Slutt | Kroppssted | |
|---|---|---|---|
| | | | |
| Varighet | | Foran | Bak |
| | | Venstre | Høyre |

### Alvorlighetsgrad

| 1 | 2 | 3 | 4 | 5 | 6 | 7 | 8 | 9 | 10 |
|---|---|---|---|---|---|---|---|---|---|

## Energi

☆ ☆ ☆ ☆ ☆

## Aktivitet

☆ ☆ ☆ ☆ ☆

## Søvn

☆ ☆ ☆ ☆ ☆

| Andre symptomer | Utløsere | Hjelpetiltak |
|---|---|---|
| | | |
| | | |
| | | |
| | | |

## Kommentarer

# Smerte Loggbok

Dato :-    | Man | Tir | Ons | Tor | Fre | Lør | Søn

## Smerteområde

| Start | Slutt |
|---|---|
|  |  |

| Varighet |
|---|
|  |

| Kroppssted |
|---|
|  |

| Foran | Bak |
|---|---|
| Venstre | Høyre |

### Alvorlighetsgrad

| 1 | 2 | 3 | 4 | 5 | 6 | 7 | 8 | 9 | 10 |
|---|---|---|---|---|---|---|---|---|---|

| Start | Slutt |
|---|---|
|  |  |

| Varighet |
|---|
|  |

| Kroppssted |
|---|
|  |

| Foran | Bak |
|---|---|
| Venstre | Høyre |

### Alvorlighetsgrad

| 1 | 2 | 3 | 4 | 5 | 6 | 7 | 8 | 9 | 10 |
|---|---|---|---|---|---|---|---|---|---|

| Start | Slutt |
|---|---|
|  |  |

| Varighet |
|---|
|  |

| Kroppssted |
|---|
|  |

| Foran | Bak |
|---|---|
| Venstre | Høyre |

### Alvorlighetsgrad

| 1 | 2 | 3 | 4 | 5 | 6 | 7 | 8 | 9 | 10 |
|---|---|---|---|---|---|---|---|---|---|

## Energi

☆ ☆ ☆ ☆ ☆

## Aktivitet

☆ ☆ ☆ ☆ ☆

## Søvn

☆ ☆ ☆ ☆ ☆

| Andre symptomer | Utløsere | Hjelpetiltak |
|---|---|---|
|  |  |  |
|  |  |  |
|  |  |  |
|  |  |  |

## Kommentarer

# Smerte Loggbok

| Dato :- | | Man | Tir | Ons | Tor | Fre | Lør | Sø |
|---|---|---|---|---|---|---|---|---|

| Smerteområde |
|---|

| Start | Slutt | Kroppssted | |
|---|---|---|---|
| | | | |
| Varighet | | Foran | Bak |
| | | Venstre | Høyre |

| Alvorlighetsgrad | | | | | | | | | |
|---|---|---|---|---|---|---|---|---|---|
| 1 | 2 | 3 | 4 | 5 | 6 | 7 | 8 | 9 | 10 |

| Start | Slutt | Kroppssted | |
|---|---|---|---|
| | | | |
| Varighet | | Foran | Bak |
| | | Venstre | Høyre |

| Alvorlighetsgrad | | | | | | | | | |
|---|---|---|---|---|---|---|---|---|---|
| 1 | 2 | 3 | 4 | 5 | 6 | 7 | 8 | 9 | 10 |

| Start | Slutt | Kroppssted | |
|---|---|---|---|
| | | | |
| Varighet | | Foran | Bak |
| | | Venstre | Høyre |

| Alvorlighetsgrad | | | | | | | | | |
|---|---|---|---|---|---|---|---|---|---|
| 1 | 2 | 3 | 4 | 5 | 6 | 7 | 8 | 9 | 10 |

| Energi |
|---|
| ☆ ☆ ☆ ☆ ☆ |

| Aktivitet |
|---|
| ☆ ☆ ☆ ☆ ☆ |

| Søvn |
|---|
| ☆ ☆ ☆ ☆ ☆ |

| Andre symptomer | Utløsere | Hjelpetiltak |
|---|---|---|
| | | |
| | | |
| | | |
| | | |

| Kommentarer |
|---|
| |
| |

# Smerte Loggbok

| Dato :- | | Man | Tir | Ons | Tor | Fre | Lør | Søn |
|---|---|---|---|---|---|---|---|---|

## Smerteområde

| Start | Slutt |
|---|---|
| | |

| Varighet |
|---|
| |

| Kroppssted | |
|---|---|
| | |
| Foran | Bak |
| Venstre | Høyre |

### Alvorlighetsgrad

| 1 | 2 | 3 | 4 | 5 | 6 | 7 | 8 | 9 | 10 |
|---|---|---|---|---|---|---|---|---|---|

| Start | Slutt |
|---|---|
| | |

| Varighet |
|---|
| |

| Kroppssted | |
|---|---|
| | |
| Foran | Bak |
| Venstre | Høyre |

### Alvorlighetsgrad

| 1 | 2 | 3 | 4 | 5 | 6 | 7 | 8 | 9 | 10 |
|---|---|---|---|---|---|---|---|---|---|

| Start | Slutt |
|---|---|
| | |

| Varighet |
|---|
| |

| Kroppssted | |
|---|---|
| | |
| Foran | Bak |
| Venstre | Høyre |

### Alvorlighetsgrad

| 1 | 2 | 3 | 4 | 5 | 6 | 7 | 8 | 9 | 10 |
|---|---|---|---|---|---|---|---|---|---|

## Energi

☆ ☆ ☆ ☆ ☆

## Aktivitet

☆ ☆ ☆ ☆ ☆

## Søvn

☆ ☆ ☆ ☆ ☆

| Andre symptomer | Utløsere | Hjelpetiltak |
|---|---|---|
| | | |
| | | |
| | | |
| | | |

## Kommentarer

# Smerte Loggbok

| Dato :- | | Man | Tir | Ons | Tor | Fre | Lør | Søn |
|---|---|---|---|---|---|---|---|---|

## Smerteområde

| Start | Slutt | Kroppssted | |
|---|---|---|---|
| | | | |
| Varighet | | Foran | Bak |
| | | Venstre | Høyre |

### Alvorlighetsgrad

| 1 | 2 | 3 | 4 | 5 | 6 | 7 | 8 | 9 | 10 |
|---|---|---|---|---|---|---|---|---|---|

| Start | Slutt | Kroppssted | |
|---|---|---|---|
| | | | |
| Varighet | | Foran | Bak |
| | | Venstre | Høyre |

### Alvorlighetsgrad

| 1 | 2 | 3 | 4 | 5 | 6 | 7 | 8 | 9 | 10 |
|---|---|---|---|---|---|---|---|---|---|

| Start | Slutt | Kroppssted | |
|---|---|---|---|
| | | | |
| Varighet | | Foran | Bak |
| | | Venstre | Høyre |

### Alvorlighetsgrad

| 1 | 2 | 3 | 4 | 5 | 6 | 7 | 8 | 9 | 10 |
|---|---|---|---|---|---|---|---|---|---|

## Energi

☆ ☆ ☆ ☆ ☆

## Aktivitet

☆ ☆ ☆ ☆ ☆

## Søvn

☆ ☆ ☆ ☆ ☆

| Andre symptomer | Utløsere | Hjelpetiltak |
|---|---|---|
| | | |
| | | |
| | | |
| | | |

## Kommentarer

# Smerte Loggbok

| Dato :- | | Man | Tir | Ons | Tor | Fre | Lør | Søn |
|---|---|---|---|---|---|---|---|---|

## Smerteområde

| Start | Slutt |
|---|---|
| | |
| Varighet | |
| | |

| Kroppssted | |
|---|---|
| | |
| Foran | Bak |
| Venstre | Høyre |

| Alvorlighetsgrad | | | | | | | | | |
|---|---|---|---|---|---|---|---|---|---|
| 1 | 2 | 3 | 4 | 5 | 6 | 7 | 8 | 9 | 10 |

| Start | Slutt |
|---|---|
| | |
| Varighet | |
| | |

| Kroppssted | |
|---|---|
| | |
| Foran | Bak |
| Venstre | Høyre |

| Alvorlighetsgrad | | | | | | | | | |
|---|---|---|---|---|---|---|---|---|---|
| 1 | 2 | 3 | 4 | 5 | 6 | 7 | 8 | 9 | 10 |

| Start | Slutt |
|---|---|
| | |
| Varighet | |
| | |

| Kroppssted | |
|---|---|
| | |
| Foran | Bak |
| Venstre | Høyre |

| Alvorlighetsgrad | | | | | | | | | |
|---|---|---|---|---|---|---|---|---|---|
| 1 | 2 | 3 | 4 | 5 | 6 | 7 | 8 | 9 | 10 |

## Energi

☆ ☆ ☆ ☆ ☆

## Aktivitet

☆ ☆ ☆ ☆ ☆

## Søvn

☆ ☆ ☆ ☆ ☆

| Andre symptomer | Utløsere | Hjelpetiltak |
|---|---|---|
| | | |
| | | |
| | | |
| | | |

## Kommentarer

# Smerte Loggbok

| Dato :- | | Man | Tir | Ons | Tor | Fre | Lør | Søn |
|---------|---|-----|-----|-----|-----|-----|-----|-----|

## Smerteområde

| Start | Slutt | Kroppssted | |
|-------|-------|------------|---|
| | | | |
| Varighet | | Foran | Bak |
| | | Venstre | Høyre |

### Alvorlighetsgrad

| 1 | 2 | 3 | 4 | 5 | 6 | 7 | 8 | 9 | 10 |
|---|---|---|---|---|---|---|---|---|----|

| Start | Slutt | Kroppssted | |
|-------|-------|------------|---|
| | | | |
| Varighet | | Foran | Bak |
| | | Venstre | Høyre |

### Alvorlighetsgrad

| 1 | 2 | 3 | 4 | 5 | 6 | 7 | 8 | 9 | 10 |
|---|---|---|---|---|---|---|---|---|----|

| Start | Slutt | Kroppssted | |
|-------|-------|------------|---|
| | | | |
| Varighet | | Foran | Bak |
| | | Venstre | Høyre |

### Alvorlighetsgrad

| 1 | 2 | 3 | 4 | 5 | 6 | 7 | 8 | 9 | 10 |
|---|---|---|---|---|---|---|---|---|----|

## Energi

☆ ☆ ☆ ☆ ☆

## Aktivitet

☆ ☆ ☆ ☆ ☆

## Søvn

☆ ☆ ☆ ☆ ☆

| Andre symptomer | Utløsere | Hjelpetiltak |
|-----------------|----------|--------------|
| | | |
| | | |
| | | |
| | | |

## Kommentarer

# Smerte Loggbok

| Dato :- | Man | Tir | Ons | Tor | Fre | Lør | Søn |
|---|---|---|---|---|---|---|---|
| | | | | | | | |

## Smerteområde

| Start | Slutt |
|---|---|
| | |

| Varighet |
|---|
| |

| Kroppssted | |
|---|---|
| | |
| Foran | Bak |
| Venstre | Høyre |

### Alvorlighetsgrad

| 1 | 2 | 3 | 4 | 5 | 6 | 7 | 8 | 9 | 10 |
|---|---|---|---|---|---|---|---|---|---|

| Start | Slutt |
|---|---|
| | |

| Varighet |
|---|
| |

| Kroppssted | |
|---|---|
| | |
| Foran | Bak |
| Venstre | Høyre |

### Alvorlighetsgrad

| 1 | 2 | 3 | 4 | 5 | 6 | 7 | 8 | 9 | 10 |
|---|---|---|---|---|---|---|---|---|---|

| Start | Slutt |
|---|---|
| | |

| Varighet |
|---|
| |

| Kroppssted | |
|---|---|
| | |
| Foran | Bak |
| Venstre | Høyre |

### Alvorlighetsgrad

| 1 | 2 | 3 | 4 | 5 | 6 | 7 | 8 | 9 | 10 |
|---|---|---|---|---|---|---|---|---|---|

## Energi

☆ ☆ ☆ ☆ ☆

## Aktivitet

☆ ☆ ☆ ☆ ☆

## Søvn

☆ ☆ ☆ ☆ ☆

| Andre symptomer | Utløsere | Hjelpetiltak |
|---|---|---|
| | | |
| | | |
| | | |
| | | |

## Kommentarer

# Smerte Loggbok

| Dato :- | | Man | Tir | Ons | Tor | Fre | Lør | Sø |
|---|---|---|---|---|---|---|---|---|

## Smerteområde

| Start | Slutt |
|---|---|
| | |

| Varighet |
|---|
| |

| Kroppssted | |
|---|---|
| Foran | Bak |
| Venstre | Høyre |

### Alvorlighetsgrad

| 1 | 2 | 3 | 4 | 5 | 6 | 7 | 8 | 9 | 10 |
|---|---|---|---|---|---|---|---|---|---|

| Start | Slutt |
|---|---|
| | |

| Varighet |
|---|
| |

| Kroppssted | |
|---|---|
| Foran | Bak |
| Venstre | Høyre |

### Alvorlighetsgrad

| 1 | 2 | 3 | 4 | 5 | 6 | 7 | 8 | 9 | 10 |
|---|---|---|---|---|---|---|---|---|---|

| Start | Slutt |
|---|---|
| | |

| Varighet |
|---|
| |

| Kroppssted | |
|---|---|
| Foran | Bak |
| Venstre | Høyre |

### Alvorlighetsgrad

| 1 | 2 | 3 | 4 | 5 | 6 | 7 | 8 | 9 | 10 |
|---|---|---|---|---|---|---|---|---|---|

## Energi

☆ ☆ ☆ ☆ ☆

## Aktivitet

☆ ☆ ☆ ☆ ☆

## Søvn

☆ ☆ ☆ ☆ ☆

| Andre symptomer | Utløsere | Hjelpetiltak |
|---|---|---|
| | | |
| | | |
| | | |
| | | |

## Kommentarer

# Smerte Loggbok

**Dato :-** | Man | Tir | Ons | Tor | Fre | Lør | Søn

## Smerteområde

| Start | Slutt |
|---|---|
| | |

| Varighet | |
|---|---|
| | |

| Kroppssted | |
|---|---|
| | |

| Foran | Bak |
|---|---|
| Venstre | Høyre |

### Alvorlighetsgrad

| 1 | 2 | 3 | 4 | 5 | 6 | 7 | 8 | 9 | 10 |
|---|---|---|---|---|---|---|---|---|---|

| Start | Slutt |
|---|---|
| | |

| Varighet | |
|---|---|
| | |

| Kroppssted | |
|---|---|
| | |

| Foran | Bak |
|---|---|
| Venstre | Høyre |

### Alvorlighetsgrad

| 1 | 2 | 3 | 4 | 5 | 6 | 7 | 8 | 9 | 10 |
|---|---|---|---|---|---|---|---|---|---|

| Start | Slutt |
|---|---|
| | |

| Varighet | |
|---|---|
| | |

| Kroppssted | |
|---|---|
| | |

| Foran | Bak |
|---|---|
| Venstre | Høyre |

### Alvorlighetsgrad

| 1 | 2 | 3 | 4 | 5 | 6 | 7 | 8 | 9 | 10 |
|---|---|---|---|---|---|---|---|---|---|

## Energi
☆ ☆ ☆ ☆ ☆

## Aktivitet
☆ ☆ ☆ ☆ ☆

## Søvn
☆ ☆ ☆ ☆ ☆

| Andre symptomer | Utløsere | Hjelpetiltak |
|---|---|---|
| | | |
| | | |
| | | |
| | | |

## Kommentarer

# Smerte Loggbok

| Dato :- | | Man | Tir | Ons | Tor | Fre | Lør | Søn |
|---|---|---|---|---|---|---|---|---|

## Smerteområde

| Start | Slutt | Kroppssted | |
|---|---|---|---|
| | | | |
| Varighet | | Foran | Bak |
| | | Venstre | Høyre |

### Alvorlighetsgrad

| 1 | 2 | 3 | 4 | 5 | 6 | 7 | 8 | 9 | 10 |
|---|---|---|---|---|---|---|---|---|---|

| Start | Slutt | Kroppssted | |
|---|---|---|---|
| | | | |
| Varighet | | Foran | Bak |
| | | Venstre | Høyre |

### Alvorlighetsgrad

| 1 | 2 | 3 | 4 | 5 | 6 | 7 | 8 | 9 | 10 |
|---|---|---|---|---|---|---|---|---|---|

| Start | Slutt | Kroppssted | |
|---|---|---|---|
| | | | |
| Varighet | | Foran | Bak |
| | | Venstre | Høyre |

### Alvorlighetsgrad

| 1 | 2 | 3 | 4 | 5 | 6 | 7 | 8 | 9 | 10 |
|---|---|---|---|---|---|---|---|---|---|

## Energi

☆ ☆ ☆ ☆ ☆

## Aktivitet

☆ ☆ ☆ ☆ ☆

## Søvn

☆ ☆ ☆ ☆ ☆

| Andre symptomer | Utløsere | Hjelpetiltak |
|---|---|---|
| | | |
| | | |
| | | |
| | | |

## Kommentarer

# Smerte Loggbok

| Dato :- | | | Man | Tir | Ons | Tor | Fre | Lør | Søn |
|---|---|---|---|---|---|---|---|---|---|

## Smerteområde

| Start | Slutt |
|---|---|
| | |
| Varighet | |
| | |

| Kroppssted | |
|---|---|
| | |
| Foran | Bak |
| Venstre | Høyre |

**Alvorlighetsgrad**

| 1 | 2 | 3 | 4 | 5 | 6 | 7 | 8 | 9 | 10 |
|---|---|---|---|---|---|---|---|---|---|

| Start | Slutt |
|---|---|
| | |
| Varighet | |
| | |

| Kroppssted | |
|---|---|
| | |
| Foran | Bak |
| Venstre | Høyre |

**Alvorlighetsgrad**

| 1 | 2 | 3 | 4 | 5 | 6 | 7 | 8 | 9 | 10 |
|---|---|---|---|---|---|---|---|---|---|

| Start | Slutt |
|---|---|
| | |
| Varighet | |
| | |

| Kroppssted | |
|---|---|
| | |
| Foran | Bak |
| Venstre | Høyre |

**Alvorlighetsgrad**

| 1 | 2 | 3 | 4 | 5 | 6 | 7 | 8 | 9 | 10 |
|---|---|---|---|---|---|---|---|---|---|

## Energi

☆ ☆ ☆ ☆ ☆

## Aktivitet

☆ ☆ ☆ ☆ ☆

## Søvn

☆ ☆ ☆ ☆ ☆

| Andre symptomer | Utløsere | Hjelpetiltak |
|---|---|---|
| | | |
| | | |
| | | |
| | | |

## Kommentarer

# Smerte Loggbok

| Dato :- | | Man | Tir | Ons | Tor | Fre | Lør | Søn |
|---|---|---|---|---|---|---|---|---|

## Smerteområde

| Start | Slutt | Kroppssted | |
|---|---|---|---|
| | | | |
| Varighet | | Foran | Bak |
| | | Venstre | Høyre |

**Alvorlighetsgrad**

| 1 | 2 | 3 | 4 | 5 | 6 | 7 | 8 | 9 | 10 |
|---|---|---|---|---|---|---|---|---|---|

| Start | Slutt | Kroppssted | |
|---|---|---|---|
| | | | |
| Varighet | | Foran | Bak |
| | | Venstre | Høyre |

**Alvorlighetsgrad**

| 1 | 2 | 3 | 4 | 5 | 6 | 7 | 8 | 9 | 10 |
|---|---|---|---|---|---|---|---|---|---|

| Start | Slutt | Kroppssted | |
|---|---|---|---|
| | | | |
| Varighet | | Foran | Bak |
| | | Venstre | Høyre |

**Alvorlighetsgrad**

| 1 | 2 | 3 | 4 | 5 | 6 | 7 | 8 | 9 | 10 |
|---|---|---|---|---|---|---|---|---|---|

| Energi |
|---|
| ☆ ☆ ☆ ☆ ☆ |
| **Aktivitet** |
| ☆ ☆ ☆ ☆ ☆ |
| **Søvn** |
| ☆ ☆ ☆ ☆ ☆ |

| Andre symptomer | Utløsere | Hjelpetiltak |
|---|---|---|
| | | |
| | | |
| | | |
| | | |

**Kommentarer**

# Smerte Loggbok

| Dato :- | | Man | Tir | Ons | Tor | Fre | Lør | Søn |
|---|---|---|---|---|---|---|---|---|

## Smerteområde

| Start | Slutt |
|---|---|
| | |
| **Varighet** | |
| | |

| Kroppssted | |
|---|---|
| | |
| **Foran** | **Bak** |
| **Venstre** | **Høyre** |

### Alvorlighetsgrad

| 1 | 2 | 3 | 4 | 5 | 6 | 7 | 8 | 9 | 10 |
|---|---|---|---|---|---|---|---|---|---|

| Start | Slutt |
|---|---|
| | |
| **Varighet** | |
| | |

| Kroppssted | |
|---|---|
| | |
| **Foran** | **Bak** |
| **Venstre** | **Høyre** |

### Alvorlighetsgrad

| 1 | 2 | 3 | 4 | 5 | 6 | 7 | 8 | 9 | 10 |
|---|---|---|---|---|---|---|---|---|---|

| Start | Slutt |
|---|---|
| | |
| **Varighet** | |
| | |

| Kroppssted | |
|---|---|
| | |
| **Foran** | **Bak** |
| **Venstre** | **Høyre** |

### Alvorlighetsgrad

| 1 | 2 | 3 | 4 | 5 | 6 | 7 | 8 | 9 | 10 |
|---|---|---|---|---|---|---|---|---|---|

## Energi

☆ ☆ ☆ ☆ ☆

## Aktivitet

☆ ☆ ☆ ☆ ☆

## Søvn

☆ ☆ ☆ ☆ ☆

| Andre symptomer | Utløsere | Hjelpetiltak |
|---|---|---|
| | | |
| | | |
| | | |
| | | |

## Kommentarer

# Smerte Loggbok

| Dato :- | | Man | Tir | Ons | Tor | Fre | Lør | Sø |

## Smerteområde

| Start | Slutt | Kroppssted | |
|---|---|---|---|
| | | Foran | Bak |
| Varighet | | Venstre | Høyre |

**Alvorlighetsgrad**

| 1 | 2 | 3 | 4 | 5 | 6 | 7 | 8 | 9 | 10 |
|---|---|---|---|---|---|---|---|---|---|

| Start | Slutt | Kroppssted | |
|---|---|---|---|
| | | Foran | Bak |
| Varighet | | Venstre | Høyre |

**Alvorlighetsgrad**

| 1 | 2 | 3 | 4 | 5 | 6 | 7 | 8 | 9 | 10 |
|---|---|---|---|---|---|---|---|---|---|

| Start | Slutt | Kroppssted | |
|---|---|---|---|
| | | Foran | Bak |
| Varighet | | Venstre | Høyre |

**Alvorlighetsgrad**

| 1 | 2 | 3 | 4 | 5 | 6 | 7 | 8 | 9 | 10 |
|---|---|---|---|---|---|---|---|---|---|

## Energi

☆ ☆ ☆ ☆ ☆

## Aktivitet

☆ ☆ ☆ ☆ ☆

## Søvn

☆ ☆ ☆ ☆ ☆

| Andre symptomer | Utløsere | Hjelpetiltak |
|---|---|---|
| | | |
| | | |
| | | |
| | | |

## Kommentarer

# Smerte Loggbok

| Dato :- | | Man | Tir | Ons | Tor | Fre | Lør | Søn |
|---|---|---|---|---|---|---|---|---|

## Smerteområde

| Start | Slutt |
|---|---|
| | |
| **Varighet** | |
| | |

| Kroppssted | |
|---|---|
| | |
| **Foran** | **Bak** |
| **Venstre** | **Høyre** |

### Alvorlighetsgrad

| 1 | 2 | 3 | 4 | 5 | 6 | 7 | 8 | 9 | 10 |
|---|---|---|---|---|---|---|---|---|---|

| Start | Slutt |
|---|---|
| | |
| **Varighet** | |
| | |

| Kroppssted | |
|---|---|
| | |
| **Foran** | **Bak** |
| **Venstre** | **Høyre** |

### Alvorlighetsgrad

| 1 | 2 | 3 | 4 | 5 | 6 | 7 | 8 | 9 | 10 |
|---|---|---|---|---|---|---|---|---|---|

| Start | Slutt |
|---|---|
| | |
| **Varighet** | |
| | |

| Kroppssted | |
|---|---|
| | |
| **Foran** | **Bak** |
| **Venstre** | **Høyre** |

### Alvorlighetsgrad

| 1 | 2 | 3 | 4 | 5 | 6 | 7 | 8 | 9 | 10 |
|---|---|---|---|---|---|---|---|---|---|

### Energi

☆ ☆ ☆ ☆ ☆

### Aktivitet

☆ ☆ ☆ ☆ ☆

### Søvn

☆ ☆ ☆ ☆ ☆

| Andre symptomer | Utløsere | Hjelpetiltak |
|---|---|---|
| | | |
| | | |
| | | |
| | | |

## Kommentarer

# Smerte Loggbok

| Dato :- | Man | Tir | Ons | Tor | Fre | Lør | Søn |
|---|---|---|---|---|---|---|---|
| | | | | | | | |

## Smerteområde

| Start | Slutt | Kroppssted | |
|---|---|---|---|
| | | | |
| Varighet | | Foran | Bak |
| | | Venstre | Høyre |

### Alvorlighetsgrad

| 1 | 2 | 3 | 4 | 5 | 6 | 7 | 8 | 9 | 10 |
|---|---|---|---|---|---|---|---|---|---|

| Start | Slutt | Kroppssted | |
|---|---|---|---|
| | | | |
| Varighet | | Foran | Bak |
| | | Venstre | Høyre |

### Alvorlighetsgrad

| 1 | 2 | 3 | 4 | 5 | 6 | 7 | 8 | 9 | 10 |
|---|---|---|---|---|---|---|---|---|---|

| Start | Slutt | Kroppssted | |
|---|---|---|---|
| | | | |
| Varighet | | Foran | Bak |
| | | Venstre | Høyre |

### Alvorlighetsgrad

| 1 | 2 | 3 | 4 | 5 | 6 | 7 | 8 | 9 | 10 |
|---|---|---|---|---|---|---|---|---|---|

## Energi

☆ ☆ ☆ ☆ ☆

## Aktivitet

☆ ☆ ☆ ☆ ☆

## Søvn

☆ ☆ ☆ ☆ ☆

| Andre symptomer | Utløsere | Hjelpetiltak |
|---|---|---|
| | | |
| | | |
| | | |
| | | |

## Kommentarer

# Smerte Loggbok

| Dato :- | | Man | Tir | Ons | Tor | Fre | Lør | Søn |
|---|---|---|---|---|---|---|---|---|

## Smerteområde

| Start | Slutt |
|---|---|
| | |

| Varighet |
|---|
| |

| Kroppssted |
|---|
| |

| Foran | Bak |
|---|---|
| Venstre | Høyre |

### Alvorlighetsgrad

| 1 | 2 | 3 | 4 | 5 | 6 | 7 | 8 | 9 | 10 |
|---|---|---|---|---|---|---|---|---|---|

| Start | Slutt |
|---|---|
| | |

| Varighet |
|---|
| |

| Kroppssted |
|---|
| |

| Foran | Bak |
|---|---|
| Venstre | Høyre |

### Alvorlighetsgrad

| 1 | 2 | 3 | 4 | 5 | 6 | 7 | 8 | 9 | 10 |
|---|---|---|---|---|---|---|---|---|---|

| Start | Slutt |
|---|---|
| | |

| Varighet |
|---|
| |

| Kroppssted |
|---|
| |

| Foran | Bak |
|---|---|
| Venstre | Høyre |

### Alvorlighetsgrad

| 1 | 2 | 3 | 4 | 5 | 6 | 7 | 8 | 9 | 10 |
|---|---|---|---|---|---|---|---|---|---|

## Energi

☆ ☆ ☆ ☆ ☆

## Aktivitet

☆ ☆ ☆ ☆ ☆

## Søvn

☆ ☆ ☆ ☆ ☆

| Andre symptomer | Utløsere | Hjelpetiltak |
|---|---|---|
| | | |
| | | |
| | | |
| | | |

## Kommentarer

# Smerte Loggbok

| Dato :- | | Man | Tir | Ons | Tor | Fre | Lør | Søn |
|---------|---|-----|-----|-----|-----|-----|-----|-----|

## Smerteområde

| Start | Slutt |
|-------|-------|
| | |
| Varighet | |
| | |

| Kroppssted | |
|------------|---|
| Foran | Bak |
| Venstre | Høyre |

### Alvorlighetsgrad

| 1 | 2 | 3 | 4 | 5 | 6 | 7 | 8 | 9 | 10 |
|---|---|---|---|---|---|---|---|---|----|

| Start | Slutt |
|-------|-------|
| | |
| Varighet | |
| | |

| Kroppssted | |
|------------|---|
| Foran | Bak |
| Venstre | Høyre |

### Alvorlighetsgrad

| 1 | 2 | 3 | 4 | 5 | 6 | 7 | 8 | 9 | 10 |
|---|---|---|---|---|---|---|---|---|----|

| Start | Slutt |
|-------|-------|
| | |
| Varighet | |
| | |

| Kroppssted | |
|------------|---|
| Foran | Bak |
| Venstre | Høyre |

### Alvorlighetsgrad

| 1 | 2 | 3 | 4 | 5 | 6 | 7 | 8 | 9 | 10 |
|---|---|---|---|---|---|---|---|---|----|

## Energi

☆ ☆ ☆ ☆ ☆

## Aktivitet

☆ ☆ ☆ ☆ ☆

## Søvn

☆ ☆ ☆ ☆ ☆

| Andre symptomer | Utløsere | Hjelpetiltak |
|-----------------|----------|--------------|
| | | |
| | | |
| | | |
| | | |

## Kommentarer

# Smerte Loggbok

| Dato :- | | Man | Tir | Ons | Tor | Fre | Lør | Søn |
|---|---|---|---|---|---|---|---|---|

## Smerteområde

| Start | Slutt |
|---|---|
| | |

| Varighet |
|---|
| |

| Kroppssted |
|---|
| |

| Foran | Bak |
|---|---|
| Venstre | Høyre |

### Alvorlighetsgrad

| 1 | 2 | 3 | 4 | 5 | 6 | 7 | 8 | 9 | 10 |
|---|---|---|---|---|---|---|---|---|---|

| Start | Slutt |
|---|---|
| | |

| Varighet |
|---|
| |

| Kroppssted |
|---|
| |

| Foran | Bak |
|---|---|
| Venstre | Høyre |

### Alvorlighetsgrad

| 1 | 2 | 3 | 4 | 5 | 6 | 7 | 8 | 9 | 10 |
|---|---|---|---|---|---|---|---|---|---|

| Start | Slutt |
|---|---|
| | |

| Varighet |
|---|
| |

| Kroppssted |
|---|
| |

| Foran | Bak |
|---|---|
| Venstre | Høyre |

### Alvorlighetsgrad

| 1 | 2 | 3 | 4 | 5 | 6 | 7 | 8 | 9 | 10 |
|---|---|---|---|---|---|---|---|---|---|

## Energi

☆ ☆ ☆ ☆ ☆

## Aktivitet

☆ ☆ ☆ ☆ ☆

## Søvn

☆ ☆ ☆ ☆ ☆

| Andre symptomer | Utløsere | Hjelpetiltak |
|---|---|---|
| | | |
| | | |
| | | |
| | | |

## Kommentarer

# Smerte Loggbok

| Dato :- | | Man | Tir | Ons | Tor | Fre | Lør | Sø |

## Smerteområde

| Start | Slutt | Kroppssted | |
|---|---|---|---|
| | | | |
| Varighet | | Foran | Bak |
| | | Venstre | Høyre |

### Alvorlighetsgrad

| 1 | 2 | 3 | 4 | 5 | 6 | 7 | 8 | 9 | 10 |
|---|---|---|---|---|---|---|---|---|---|

| Start | Slutt | Kroppssted | |
|---|---|---|---|
| | | | |
| Varighet | | Foran | Bak |
| | | Venstre | Høyre |

### Alvorlighetsgrad

| 1 | 2 | 3 | 4 | 5 | 6 | 7 | 8 | 9 | 10 |
|---|---|---|---|---|---|---|---|---|---|

| Start | Slutt | Kroppssted | |
|---|---|---|---|
| | | | |
| Varighet | | Foran | Bak |
| | | Venstre | Høyre |

### Alvorlighetsgrad

| 1 | 2 | 3 | 4 | 5 | 6 | 7 | 8 | 9 | 10 |
|---|---|---|---|---|---|---|---|---|---|

## Energi

☆ ☆ ☆ ☆ ☆

## Aktivitet

☆ ☆ ☆ ☆ ☆

## Søvn

☆ ☆ ☆ ☆ ☆

| Andre symptomer | Utløsere | Hjelpetiltak |
|---|---|---|
| | | |
| | | |
| | | |
| | | |

## Kommentarer

# Smerte Loggbok

**Dato :-** | Man | Tir | Ons | Tor | Fre | Lør | Søn

## Smerteområde

| Start | Slutt |
|---|---|
| | |

| Varighet |
|---|
| |

| Kroppssted |
|---|

| Foran | Bak |
|---|---|
| **Venstre** | **Høyre** |

| Alvorlighetsgrad | | | | | | | | | |
|---|---|---|---|---|---|---|---|---|---|
| 1 | 2 | 3 | 4 | 5 | 6 | 7 | 8 | 9 | 10 |

| Start | Slutt |
|---|---|
| | |

| Varighet |
|---|
| |

| Kroppssted |
|---|

| Foran | Bak |
|---|---|
| **Venstre** | **Høyre** |

| Alvorlighetsgrad | | | | | | | | | |
|---|---|---|---|---|---|---|---|---|---|
| 1 | 2 | 3 | 4 | 5 | 6 | 7 | 8 | 9 | 10 |

| Start | Slutt |
|---|---|
| | |

| Varighet |
|---|
| |

| Kroppssted |
|---|

| Foran | Bak |
|---|---|
| **Venstre** | **Høyre** |

| Alvorlighetsgrad | | | | | | | | | |
|---|---|---|---|---|---|---|---|---|---|
| 1 | 2 | 3 | 4 | 5 | 6 | 7 | 8 | 9 | 10 |

## Energi

☆ ☆ ☆ ☆ ☆

## Aktivitet

☆ ☆ ☆ ☆ ☆

## Søvn

☆ ☆ ☆ ☆ ☆

| Andre symptomer | Utløsere | Hjelpetiltak |
|---|---|---|
| | | |
| | | |
| | | |
| | | |

## Kommentarer

# Smerte Loggbok

| Dato :- | | Man | Tir | Ons | Tor | Fre | Lør | Søn |
|---|---|---|---|---|---|---|---|---|
| | | | | | | | | |

### Smerteområde

| Start | Slutt |
|---|---|
| | |

| Varighet | |
|---|---|
| | |

| Kroppssted | |
|---|---|
| Foran | Bak |
| Venstre | Høyre |

**Alvorlighetsgrad**

| 1 | 2 | 3 | 4 | 5 | 6 | 7 | 8 | 9 | 10 |
|---|---|---|---|---|---|---|---|---|---|

| Start | Slutt |
|---|---|
| | |

| Varighet | |
|---|---|
| | |

| Kroppssted | |
|---|---|
| Foran | Bak |
| Venstre | Høyre |

**Alvorlighetsgrad**

| 1 | 2 | 3 | 4 | 5 | 6 | 7 | 8 | 9 | 10 |
|---|---|---|---|---|---|---|---|---|---|

| Start | Slutt |
|---|---|
| | |

| Varighet | |
|---|---|
| | |

| Kroppssted | |
|---|---|
| Foran | Bak |
| Venstre | Høyre |

**Alvorlighetsgrad**

| 1 | 2 | 3 | 4 | 5 | 6 | 7 | 8 | 9 | 10 |
|---|---|---|---|---|---|---|---|---|---|

### Energi

☆ ☆ ☆ ☆ ☆

### Aktivitet

☆ ☆ ☆ ☆ ☆

### Søvn

☆ ☆ ☆ ☆ ☆

| Andre symptomer | Utløsere | Hjelpetiltak |
|---|---|---|
| | | |
| | | |
| | | |
| | | |

### Kommentarer

| |
|---|
| |
| |

# Smerte Loggbok

| Dato :- | | Man | Tir | Ons | Tor | Fre | Lør | Søn |
|---|---|---|---|---|---|---|---|---|

## Smerteområde

| Start | Slutt |
|---|---|
| | |

| Varighet |
|---|
| |

| Kroppssted |
|---|
| |

| Foran | Bak |
|---|---|
| Venstre | Høyre |

### Alvorlighetsgrad

| 1 | 2 | 3 | 4 | 5 | 6 | 7 | 8 | 9 | 10 |
|---|---|---|---|---|---|---|---|---|---|

| Start | Slutt |
|---|---|
| | |

| Varighet |
|---|
| |

| Kroppssted |
|---|
| |

| Foran | Bak |
|---|---|
| Venstre | Høyre |

### Alvorlighetsgrad

| 1 | 2 | 3 | 4 | 5 | 6 | 7 | 8 | 9 | 10 |
|---|---|---|---|---|---|---|---|---|---|

| Start | Slutt |
|---|---|
| | |

| Varighet |
|---|
| |

| Kroppssted |
|---|
| |

| Foran | Bak |
|---|---|
| Venstre | Høyre |

### Alvorlighetsgrad

| 1 | 2 | 3 | 4 | 5 | 6 | 7 | 8 | 9 | 10 |
|---|---|---|---|---|---|---|---|---|---|

### Energi

☆ ☆ ☆ ☆ ☆

### Aktivitet

☆ ☆ ☆ ☆ ☆

### Søvn

☆ ☆ ☆ ☆ ☆

| Andre symptomer | Utløsere | Hjelpetiltak |
|---|---|---|
| | | |
| | | |
| | | |
| | | |

### Kommentarer

| |
|---|
| |
| |